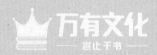

万有文化
岂止于书

U0345006

人老
先老腿

苏磊 ◎著

天津出版传媒集团

天津科学技术出版社

图书在版编目（CIP）数据

人老先老腿 / 苏磊著. -- 天津：天津科学技术出
版社, 2020.4
ISBN 978-7-5576-7692-6

Ⅰ.①人… Ⅱ.①苏… Ⅲ.①腿部－保健－基本知识
Ⅳ.①R161

中国版本图书馆CIP数据核字(2020)第058247号

人老先老腿
REN LAO XIAN LAO TUI
责任编辑：胡艳杰

出　　版：天津出版传媒集团
　　　　　　天津科学技术出版社
地　　址：天津市西康路35号
邮　　编：300051
电　　话：（022）23332695
网　　址：www.tjkjcbs.com.cn
发　　行：新华书店经销
印　　刷：天津盛辉印刷有限公司

开本 880×1230 1/32 印张 6.75 字数 120 000
2020年4月第1版第1次印刷
定价：59.00元

医生守好心，患者走好路

张强 / 文

　　我常常在血管外科医生的工作中遇到一些下肢血管病患者，他们曾经接受过让人感到匪夷所思的"治疗方法"和"偏方"。其中不少人因为错过正规治疗而导致病情恶化，甚至截肢，给个人和家庭带来巨大的痛苦。

　　我们强烈谴责虚假广告的同时，也替患者缺乏科学知识而着急。但是，我们作为医务工作者，在科普医学健康知识上做得够好吗？

　　医学健康知识科普的主体是临床医生，因为只有长期在临床一线工作的医生，才能真正明白哪些知识是科学和实用的，哪些问题是患者真正关心的。

　　但是，临床医生做科普存在几个问题。

　　首先，临床医生工作太忙，导致写科普的动力和精力普遍不足。

　　其次，临床医生的大部分科普文章专业性太强，形式上不够通俗、生动、易懂。

再则，媒体渠道鱼龙混杂，一篇正规的科普文章可能被更多的虚假科普文章所淹没。

近年来，我很欣喜地看到，越来越多的医务工作者通过自媒体平台向患者传递正确的医学健康知识；科普也逐渐发展成青年医生展现个人魅力的新风尚；越来越多的媒体也在努力地净化舆论环境。

苏磊医生是在血管外科从事临床十几年的临床医生，在服务患者的同时，利用自己的业余碎片时间，受邀在许多自媒体平台上坚持写科普。许多患者因此获得了及时的帮助，少走了许多的弯路。

但是，碎片式的科普知识仍然存在不足。得知苏磊医生把文章重新梳理和整合出一本医学科普书时，我当即表示强烈支持。

人是社会性动物，行走能力决定人与外界的连接能力，腿脚出了毛病，活动范围缩小，人就衰老得更快。

除了常见的下肢静脉病，下肢动脉和骨关节疾病给许多的中老年人也带来诸多困扰，本书中会有许多科学实用的方法解读。

只有正规实用的科普文章多了，虚假的广告才会失去土壤。

只有更多的临床医生参与科普，庸医才无立身之地。

苏磊医生给我们做了榜样。

自 序
PREFACE

行医之路

苏磊 / 文

血管外科，是近 20 年来快速发展的外科科室之一。

我从 2003 年开始接触血管外科，一直到 2015 年，兢兢业业地做了 12 年的血管外科专科临床医生。每天聚焦于看诊和手术，向血管外科的前辈学习，阅读相关专业书籍，生活充实而简单。

2015 年生日，我有幸加入了自由执业医生团体 —— 张强医生集团，开启了体制外的行医生涯。研究方向专注于下肢静脉病领域。

2018 年，随着国家对医生资源流动政策的逐渐放开，作为血管病专科医生，我又开启了在全国多地合法执业的行医之路。

那一年，我读了很多书，经历了很多事，见了很多人，也走了很多路。

我的患者来自全国各地，他们属于不同的民族，拥有不同的文化，非常信任我们张强医生集团。

认真倾听患者朋友的反馈，我深深意识到，许多医生以为很浅显的道理，患者理解起来并不容易。同时，每一位医生对疾病的认知方式也不一致。因此，很多患者绕了很大的圈子，最终还是无法解决问题，对自己所患的疾病存在许多困扰。

我国的专科医生，尤其是大型三甲医院的医生，他们背负着沉重的临床任务和医疗责任，因为患者太多，只能依靠技术的流水线治病，没有更大精力帮助患者普及疾病常识。

其实，作为一名医生，不仅需要具备过硬的医疗技术，还应该是一位知识输出者和心理抚慰者。医生需要不断给大众传播疾病客观信息，让他们了解疾病的基本知识，从而避开治疗误区。

很多老年人曾经因泡脚而不小心形成外伤，导致腿部溃烂甚至截肢，而这本是可以避免的。很难想象很多静脉曲张的患者会把静脉曲张拖延到溃烂才去治疗，还走了很多弯路。

面对这些现实中存在的问题，我感到自己有责任把自己的医疗知识和多年来积累的经验分享出来，结集成这本《人老先老腿》。本书针对广大患者普遍存在的腿部疾病问题进行公开解答，普及疾病知识和日常保养方法，避免患者进入误区。

希望这本书能真正帮助广大患者提高生活质量，拥有健康生活。

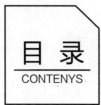

目 录
CONTENYS

第四章　动脉硬化须知

第一章

血管外科的疾病类型

　　血管常见的问题主要有两种：血管通道狭窄或者堵塞；血管壁扩张或扭曲。

　　由此引发出多种类型的血管疾病，影响了人们的身体健康。

◎ 血管外科都看哪些病

血管是一个整体，治疗时各个科室之间难免有交叉。例如胸主动脉夹层和心胸外科交叉、颈动脉狭窄和神经外科交叉、门脉高压和普外科交叉等。因此特殊疾病情况需要各个科室之间进行合作治疗。

在我国，血管外科从外科中独立成专科是最近二十年的事。很多血管外科医生的前身是普通外科医生。

血管外科是最年轻的外科专科之一，也是一个充满活力的专科。老一辈的血管外科医生具备扎实的普外科医学基础，新一代的年轻医生则具备微创治疗的理念。

血管外科病种复杂，涉及内外科知识众多。血管外科医生需要内外兼修，储备丰富的知识。

近年来，微创介入技术不断进步，发展十分迅猛。血管外科医生队伍规模和疾病普及程度与其他学科相比有一定差距，所以很多人（包括部分医务人员）不熟悉血管外科常见病的表现，在临床容易延迟诊断甚至漏诊。

幸运的是，互联网时代，信息传递的速度很快。无论是医生的技能，还是患者对疾病的认知，都得到了加速提升。

血管是一条弹性通路，出现的问题主要有两种表现形式。一种是血管通道狭窄或者堵塞；一种是血管壁扩张或扭曲。

在此基础上，血管会衍生出各类疾病。例如堵塞所导致的动脉硬化闭塞症、深静脉血栓形成、肺栓塞和动脉栓塞等，以及血管壁薄弱导致的静脉曲张、主动脉瘤和动脉夹层瘤等。

◎ 下肢静脉功能不全

静脉功能不全是一个比较笼统的概念。

下肢静脉功能不全的原因很多，包括单纯下肢静脉曲张、深静脉血栓、动静脉瘘和髂静脉压迫综合征等。

以前，很多静脉曲张被诊断为大隐静脉曲张。

事实上，把下肢静脉曲张笼统地诊断为大隐静脉曲张是错误的，容易导致误诊和误治。因为导致下肢静脉曲张的原因，除了最为常见的大隐静脉病变，还有小隐静脉、穿通静脉、深静脉堵塞和动静脉瘘等。

静脉曲张虽然被单独称为一种疾病，但本质是一种疾病的局部表现。医生下诊断前需要考虑全面，因为诊断不清楚可能出现盲目治疗的情况。

静脉功能不全的后果和并发症主要包括：小腿水肿、小腿溃疡、腿部皮肤变黑、血栓形成、瘀积性皮炎和出血等。

◎ 深静脉血栓形成

深静脉血栓形成大多发生在下肢，典型临床表现为单侧下肢的肿胀疼痛。受人类解剖特征的影响，左侧更为常见。血栓堵塞蔓延会导致比较严重的后果，例如早期出现致死性肺栓塞，后期出现血栓后遗症等。

这一疾病可以防治，通过改变生活方式，可以大幅度降低发病的概率。

引发本病的常见因素包括：长时间相对固定的坐位、长途飞行、外科大手术、肿瘤、孕期、长期卧床和创伤等。

◎ 下肢动脉硬化闭塞症

高血压、吸烟、高脂血症、糖尿病和高龄，是导致动脉硬化闭塞症的重要因素。

下肢动脉闭塞，早期临床表现为间歇性跛行，即行走一段距离后，下肢疼痛被迫休息，几分钟后又可以行走。如果病程进一步发展，可能出现静息痛，甚至坏疽。

间歇性跛行可以分为血管性和神经性两种，患者经常将其混淆，其实两者分别属于血管外科和骨科。血管外科医生和骨科医生更擅长这部分疾病。患者若出现腿部不适的情况，建议首先去这两个科室进行诊断。

　　实际上，还有许多疾病不在此列，例如雷诺氏病、主动脉瘤、内脏动脉瘤、锁骨下动脉狭窄、肾动脉狭窄和血管闭塞性脉管炎等。

　　本书后面会重点分析一些常见的腿部疾病，并有针对性地解答读者最关心的问题。希望给需要的读者提供一些帮助。

第二章

下肢静脉曲张

下肢静脉曲张是常见的血管疾病，严重影响了患者的生活质量，因此要重视该疾病的预防和治疗。

◎ 什么是静脉曲张

静脉曲张，就是静脉血管在身体某些部位发生了扭曲和扩张。

静脉曲张最常见的部位在下肢，其他还包括泌尿外科的常见疾病精索静脉曲张、肝硬化所导致的消化道静脉曲张，以及不容易被发现的盆腔静脉曲张等。

还有很多疾病都和静脉曲张有关，例如最常见的痔疮急性发作，大多是由于局部静脉血管扩张，进而形成血栓性静脉炎所导致的。

◎ 导致静脉曲张的原因

医学并非一对一的因果关系，可以被人们发现的疾病特点，医学上称之为临床表现。临床表现往往是多种因素的综合作用，静脉曲张也不例外。

形成静脉曲张的因素，可分为先天因素和后天因素。

· 静脉曲张的先天因素

家族遗传

很多患有静脉曲张的朋友，发现祖父母辈、父母辈和自己，都出现了静脉曲张，这就是典型的家族性高发特征。我印象最深的一个患者，包括他的爷爷和父母，陆续都进行了静脉曲张的手术治疗。

很多患者都有静脉曲张家族性高发趋势。静脉曲张虽然不是遗传病，但和遗传条件是有关系的。

静脉管壁上有平滑肌和胶原纤维，这些组织的作用是维持我们的血管弹性。与正常人相比，静脉曲张易患人群的静脉血管更容易出现扩张。

经常有来就诊的朋友担心地问，自己的孩子是不是也会得静脉曲张？该怎么办？从概率上讲，患有静脉曲张的患者，其子女的确更容易发病。

先天的因素，即使后天采取再多的措施，也不能百分之百完全预防。

只是静脉曲张并非不治之症，在血管外科中属于发病广泛的疾病，但是临床后果显现往往需要很多年。只要在合适的时机进行治疗，不要拖延，就不会造成比较坏的后果。

· 静脉曲张的后天因素

直立行走

在某种意义上，静脉曲张是人类直立行走产生的代价之一。

除了个人先天性因素，静脉压力高是导致静脉曲张最核心的原因之一。人类直立行走是导致静脉压力增高的主因。

人类的历史是一个不断进化的过程。从猿进化成人，到学会直立行走，再到进化出其他物种难以匹敌的大脑，人类在地球生命的演化历史上成了王者。

人类站立起来必须要付出相应的代价。人们的直立行走，容易使自己患上颈腰椎、关节炎等疾病，静脉曲张也是其中之一。

猿猴的心脏距离地面高度不过数十厘米，而人类的心脏距离地面高度却通常在一百厘米以上。

人长得越高，下肢承受的压力就越大。

人体的解剖结构显示，心脏位置发出的血管最粗，血管壁最厚；血管距离心脏越远，血管越细，血管壁越薄。

直立行走，使得小腿上薄弱的血管承受更大的压力，自然就更容易扩张，这也是为什么静脉曲张更加容易发生在下肢的原因。

久站久坐的职业

老师、护士、售货员和保安等，是静脉曲张的高发人群。这些职业需要长期站立工作，从业者静脉压力增高的时间更长。

因此，建议这类人群多走动，休息时尽量坐着休息，使小腿静脉压力降低，减少静脉曲张发生的可能。

特定的时期

女性在怀孕期间容易出现静脉曲张，且情况较之常人更容易加重。

怀孕期间，女性子宫增大压迫到盆腔静脉，使静脉血液回流阻力变大。

此外，女性怀孕期间，身体内的激素水平会发生较大的变化，使血管扩张，这同样会使脆弱的血管壁压力增加。两种力量叠加，使孕期女性患上静脉曲张的概率大增。

某些特定运动

常见的运动不会引发静脉曲张，也不会明显增加静脉曲张的发病概率。但随着近年来人们对锻炼身体的重视，健身人群逐渐增多，门诊中出现了许多健身后静脉曲张短期内加重的患者。

追问这些患者的健身方式，发现大多和负重运动项目有关，如举杠铃、负重深蹲等。

深入了解这些健身方式后发现，这些运动导致短期内静脉曲张加重的原因在于屏气。

人在屏气时，胸腹腔内部压力增加，传递到下肢静脉，静脉内部的压力也会增加，从而大大增加了出现静脉扩张的可能性。

所以，健身需要选择合适的方式。对已经有静脉曲张迹象的人来说，负重深蹲等明显增加胸腹压力的运动方式并不合适，也不提倡。

想要达到强身健体的目的，可以选择更加合适的运动方式，例如游泳、慢跑等。

某些特定疾病

某些特定的疾病，例如深静脉血栓形成后综合征、KTS 综合征（先天性静脉畸形肢体肥大综合征）和 Cockett 综合征（髂静脉压迫综合征）等，也会引发静脉曲张。经验丰富的医生，大体上可以凭借病史和肉眼进行识别。

总而言之，能够增加下肢浅表静脉压力的因素，都有可能导致静脉曲张的发生。

从引起静脉曲张的各种因素来看，静脉曲张本质上不是一种疾病。我们可以认为，静脉曲张是由各种导致静脉压力增高的因素，作用于人体后产生的结果。

因此，针对静脉曲张的诊治，需要先找出具体形成的原因并制定策略，再进行针对性的治疗，这是医生必须掌握的治疗疾病的思路。所谓有因才有果，找到因果关系，治疗就能事半功倍。

◎ 静脉曲张的诊断

在小腿或大腿的皮肤表面，存在着扭曲的青色凸起血管，成团、柔软、可以压瘪。站立时明显，平躺或腿抬高后大部分消失。这就是静脉曲张的表征，患者和医生都可以通过肉眼来识别。

在专科医生眼中，因为有知识的储存，了解疾病的发生和发展情况，可以直接判断疾病处于哪一阶段，然后制定治疗方案。这是医生在长久的治疗过程中，形成的条件反射，也是熟能生巧的表现。

在说明医生如何判断静脉曲张病情之前，需要明确临床表现这个概念。

临床表现分为两部分，症状和体征。

症状指患者主观上感觉到的不适。例如久站久坐后的腿部酸胀不适、血管扩张后的疼痛、皮肤营养不良后的瘙痒以及形成血栓之后的疼痛等。

体征指医生用自己的眼睛、耳朵、鼻子或者手，感知到的异常情况。例如"望、触、叩、听"四诊法则，和传统医学中的"望、闻、问、切"有相似之处。两者都是利用医生自己的感官，来判断就诊者和正常人之间的差异，寻找引发这些异常的线索，并通过科学的推理形成诊断。

血管外科医生摸动脉与传统医学中把脉并不一致。

血管外科医生，经常会检查某些身体部位的动脉搏动和温度，例如四肢的桡动脉、尺动脉和足背动脉等，判断脉搏是否正常、肢体是否缺血；摸颈部或腹股沟位置的动脉搏动，判断动脉搏动是否减弱或消失。对中老年人，可以根据是否有血流的震颤音，来初步判断是否存在血管狭窄的问题。

依据血流动力学的原理进行"把脉"，是血管外科医生的基本功之一。

有朋友开玩笑问，给孕妇把脉可不可以识别胎儿性别。外科医生一般是没有那个能力的。事实上，依靠"把脉"来识别胎儿性别，只是医生一厢情愿的传说。

医生是疾病的主要诊治决策者，每一位医生诊病有自己的经验和特点，不太相同。

为了避免医生自说自话，在医学界统一知识理论，全世界的医生一起引入了循证医学概念。直白地说，就是你说的不算，证据说了算。引入循证医学概念，可以最大限度地降低医疗事故的发生。

疾病的国际分期就是依据循证医学概念，帮助医生分析病情，选择诊疗方式，对医生具备指导意义。在不完美的医学世界中，这一概念在保持大部分诊疗的相对一致性上，功不可没。

◎ 静脉曲张的国际分期

国际上，静脉曲张按照程度不同共分为零至六期。

零期阶段的静脉曲张，无可见或可触及的静脉曲张疾病体征属于正常。

一期阶段的静脉曲张，表现为毛细血管扩张、网状静脉和踝部潮红等。

由于这些表征影响皮肤美观，爱美的人特别不喜欢。

毛细血管扩张可分为两大类，一类是静脉曲张的早期现象，可以发展成典型的静脉曲张；一类是单纯的毛细血管扩张，除不美观外不会影响生活质量。因此，即使发现了毛细血管扩张，也不用太过担心，很可能只是单纯的扩张，不会发生恶化。若十分在意，可以向专业医生进行咨询。

二期阶段的静脉曲张，表现为明显的血管突出，并伴有不适感。

本阶段的静脉曲张患者，病情的进展速度容易加快，导致病情加重。

三期阶段的静脉曲张，表现为血管鼓胀凸起十分明显，同时伴有水肿。

处于这一时期的患者，经常会有酸胀乏力等不适感。尤其在久站久坐之后，按压脚踝位置会出现小坑，称之为指凹性水肿，穿袜子时可以见到勒痕。

四期阶段的静脉曲张，表现变化多样，例如色素沉着、硬化、瘙痒和白色萎缩等。脚踝部位的皮肤弹性会降低，保护功能有所降低。

五期阶段的静脉曲张，会出现可以愈合的溃疡。

本阶段会出现溃疡，但因为溃疡范围小，经过简单的伤口处理后，有可能很快愈合。然而此阶段的溃疡，往往会呈现出反复愈合、溃烂的状态。

六期阶段的静脉扩张，表现为完全无法愈合的溃疡。

在此阶段，伤口很难完全愈合，属于静脉曲张的严重状态。

皮肤一旦失去保护功能，溃疡的表面持续流失组织液和血液，情节严重者会出现贫血、低蛋白血症、全身性水肿等问题，往往见于溃疡面积过大。

以上是静脉曲张的简单国际分期，简单易行，从患者外观上就可以进行判定。实际上，标准的国际分期更加复杂。

越复杂的知识，在诊疗中越不容易被严格执行。以外观作为判断依据相对合理且易行。

◎ 静脉血栓和局部出血

静脉曲张的国际分期，并不包含静脉曲张的两大并发症，血栓和出血。这两种并发症也是静脉曲张病情进程中比较常见的症状。

· 静脉血栓

俗话说，"流水不腐，户枢不蠹"。

静脉曲张凸起的位置，直径增大、血管迂曲，类似于突然增宽的大河容易沉积泥沙。此处往往血流缓慢，容易形成血栓。

静脉曲张主要表现在浅表静脉，浅层的血栓即使形成，大部分不会有严重影响。

但是，血管是立体的网络结构，存在少部分浅层血栓蔓延入深静脉的现象，而这种现象很大概率会导致一种更厉害的疾病，即下肢深静脉血栓（DVT）。

DVT 形成后，有小概率会顺着粗大的深静脉流入心脏，直接到达肺部血管，堵塞肺动脉，医学上称之为肺栓塞（PE）。

下肢静脉曲张导致浅静脉血栓，浅静脉血栓形成深静脉血栓，进而导致肺栓塞，这是下肢静脉血栓病的常见发生路径。

静脉血栓临床后果可大可小，小者对患者无任何影响，大者可直接导致患者猝死。

肺栓塞存在一定概率导致患者突然死亡，在血管外科中被称为"沉默的杀手"。后文还有详细叙述。

在浅表静脉血栓的治疗上，过去很多患者接受的治疗是先输液消炎两周甚至更长时间，往往会用到一些抗生素。

事实上，这种炎症是无菌的，并不需要使用抗生素。

静脉曲张导致的血栓，早期进行手术治疗效果很好。

早期进行手术治疗的优势，一是减少整体疼痛感，促进早期恢复，提高生活质量；二是避免血栓往深静脉蔓延，降低风险。

· 局部出血

静脉曲张导致出血的原因有以下几点，第一，静脉血管扩张，血管壁薄弱，静脉曲张进入四期后，曲张位置皮肤营养不良，导致血管周围的组织硬化，血管壁容易破裂出血；第二，皮肤失去弹性，下方血管会缺少保护。站立时由于静脉高压或者外伤损伤，容易引发静脉破裂出血。

英国某一年的统计显示，有 20 多人由于静脉曲张出血导致死亡。有些是因为没有得到良好的照顾，夜间睡眠时脚趾甲碰伤血管导致出血。

还有比较离奇的是，被猫挠伤或被公鸡啄伤导致出血过多而死亡的案例。

另外，静脉出血并不会引起明显的疼痛，容易被人忽视。

静脉曲张引发的血栓和出血需要紧急处理。

目前，我国静脉曲张的治疗已逐步与国际接轨，城市中的患者已经很少拖到腿部溃烂才去治疗，往往在二期到三期时就进行了干预，有效防止了腿部溃烂的发生。

◎ 静脉曲张误区早知道

所谓误区，是因为对疾病了解不够透彻，或者听到一些耸人听闻的消息，失去了对疾病的客观认识。人们或者忽视了疾病的早期防治，不当回事；或者夸大了疾病的不良后果，导致惶恐不安，平添很多担忧。

以下是人们对静脉曲张的几个误区，望大家谨记，少走弯路。

·误区一：静脉曲张是小病，对生活质量影响不大

认为静脉曲张是不要紧的小病，很明显是不对的。

下肢静脉曲张确实在早期既不痛也不痒，但随着病程的进展，一部分静脉曲张患者会出现小腿水肿，皮肤变黑，甚至溃烂的现象。

在极端情况下，静脉曲张甚至可能会危及生命。例如曲张血管破裂出血，形成血栓，进而危及生命。

正常情况下，静脉出血时血压不会很高，我们只要压迫出血口数分钟就可以止血。然而，静脉曲张患者血管壁薄弱，血管弹性变差，血管自我凝血的能力降低。一旦出现曲张静脉出血，出血量会比正常情况多好几倍，并且不易凝血形成血痂，在没有外力压迫的情况下很难

自主止血。

曲张血管出血时，人体没有疼痛感，往往对出血状况很难察觉。尤其是夜间出血。静脉曲张也可以形成血栓并蔓延到深静脉，有可能导致肺栓塞，造成患者死亡。

当然，静脉曲张早期对生活质量的影响的确不大。只是对爱美的人会造成影响，导致很多爱美人士不敢穿短裙和短裤，背负了一定的心理压力。

因此，不能小看静脉曲张，要及时注意病情变化。同时，为了提高生活质量，建议大家尽早治疗。

·误区二：静脉曲张仅有大隐静脉来源

十几年前，医生遇到静脉曲张，只有大隐静脉曲张的诊断，很少有更多的认识。

但是随着解剖学的细化和超声设备的普及，医学界发现虽然大多数静脉曲张和大隐静脉有关，但有接近30% 是和小隐静脉或穿静脉有关。

小隐静脉是在膝关节后方，从下到上走行。

穿静脉是连接深静脉和浅静脉的结构。

立体的血管网络，总是有深有浅，有主干有连接。就像高速公路，必须有各种各样的辅道连接各地，才能高效运行。

早期治疗中，医生对大隐静脉非常重视，不容易出现遗漏，对小隐静脉和穿静脉重视不足。因此，在日常接收的术后复发病例中，因遗漏小隐静脉病变或穿静脉而复发的患者，占了很大部分。

小隐静脉位置在身体后方，如果主刀医生在术前不亲自做超声检查，容易被忽略。

一些多变的穿静脉来源的静脉曲张，如果盲目进行治疗，更容易造成不必要的大隐静脉或小隐静脉损伤，并且还无法解决根本问题。

总之，下肢静脉曲张来源血管多样，分清主次才能达到更好的治疗效果。随着超声设备的普及，相信会有越来越多的朋友得到精准的治疗。

· 误区三：静脉曲张多见于偏远地区

很多人会误认为，长久的体力工作会导致静脉曲张，以为偏远山区会出现更高比例的静脉曲张人群。

但其实静脉曲张和经济状况或者体力活动的关系并不大。

人们看到的大多是体力劳动者腿上的静脉曲张，其实是因为城市人群更注重外观形象。他们要么在曲张早期就接受治疗，要么将病变掩藏起来，因此不太容易被看到。

除了体力劳动者，长期坐位的工作由于小腿肌肉缺乏收缩，也容易造成血液淤滞，进而导致静脉曲张。

因此，体力劳动并非形成静脉曲张的必然因素。

·误区四：得了静脉曲张要少走路

小腿后方有一组粗壮的肌肉群，被称为人体的"第二心脏"。

该肌肉群在步行或者进行踩刹车运动时，会进行有节律的收缩，促进血液回流入心脏。而站立或者静坐过久，会导致血液瘀积。

因此，步行锻炼有预防静脉曲张的作用。

静脉曲张要减少走路的谣言和误导，不信也罢。因为静脉曲张而不敢下地走路毫无必要。

·误区五：静脉曲张是遗传病

来就诊的朋友们，七大姑、八大姨都患有静脉曲张，是常见的现象。

尽管在基因层面的研究上，静脉曲张的确存在先天因素，可以观察到家族性高发病率的倾向，但并不能定义，静脉曲张是一种遗传病。

·误区六：静脉曲张都能采用手术治疗

随着互联网知识的加速传播，越来越多的静脉曲张患者认同第一时间寻求手术治疗。事实上，并不是所有的患者都适合手术治疗。

例如在下肢深静脉血栓形成的基础上出现的曲张静脉，往往是一种代偿形式，是身体自我修复的表现，这些血管不能随意去除。

还有一些先天性血管畸形的患者，也可能表现为静脉曲张，手术往往无法根治，复发率很高。只有在不得已的情况下，才需要选择局部手术治疗。

任何一项治疗，医生的目标是：让患者的收益大于付出的代价。在衡量是否进行手术时，需要以患者的生活质量作为核心考量要素。

本质上说，静脉曲张只是一种临床表现，可以由多种疾病导致。识别静脉曲张的来源，是进行有效治疗的前提，可以避免对患者造成不必要的伤害。

还有很多患者惧怕手术，担心手术会对自己造成伤害。实际上，随着微创技术的进步，手术方案已经越来越成熟。

·误区七：静脉曲张是简单的小手术

静脉曲张手术，风险相对较小。但这并不代表它是简单的小手术。

事实上，静脉曲张是一种专科性较强的疾病。

传统的剥脱手术创伤大，易引发出血和神经损伤等多种并发症。随着对下肢静脉研究的深入，发现下肢血管解剖类型众多，并非是将血管一抽了之，或者将主干血管网络废除就可以解决问题。

作为一名专业的静脉外科医生，需要充分掌握超声定位和微创技术，以保障手术的安全性和有效性。同时，更要全面了解解剖类型，以达到手术的精确性。

·误区八：热水泡脚可以缓解静脉曲张

很多人认为，静脉曲张是血流瘀滞所致，泡脚可以改善循环，就习惯用热水泡脚。

其实，热水泡脚时，温度的增加会扩张动静脉血管，动脉供血增加，静脉回流增加却不够。因此，血液回流向心脏的负担加重，反而会促使静脉曲张进一步发展。

部分朋友泡脚后，会因为血细胞透过毛细血管壁，导致毛细血管出血，皮下色素沉着。

因此，静脉曲张患者可以偶尔泡脚，但要避免频繁、高温泡脚。

·误区九：注射硬化剂可以根治静脉曲张

硬化剂越来越普及，几十年前电线杆上的"一针灵专治静脉曲张"广告，说的就是它。

它的原理是：将化学品注入静脉，人为造成静脉炎，达到闭塞静脉的效果。注射之后，早期效果似乎不错。因为它的作用主要是损坏曲张的静脉。

静脉曲张治疗的主要目标是找到反流来源。若是反流根源问题未得到妥善解决，即使当时效果不错，后期必然有较高的复发率。有很多患者，在进行了硬化剂治疗后，下肢周围的区域出现了更多的毛细血管扩张。

因此，硬化剂注射疗法多用于手术补充和辅助治疗，更适用于微小血管，不应作为静脉曲张的主要治疗方法。

硬化剂对主干道血管的治疗并无明显优势。

·误区十：放血疗法可以治疗静脉曲张

针对这个误区，需要进行详细讲解。因为放血疗法不仅仅是认知错误，更已经成为累及治疗的大问题。

张强医生集团静脉病中心接待来自全国各地的静脉曲张患者。绝大部分患者朋友都是当天来诊，治疗后立即下地，当天回家，并不需要住院。

一位朋友因静脉曲张从广西远道而来，直接预约手术。手术十分顺利，当天就可以走路回家。

这位患者本没有太多特别之处，但是在做超声检查时，她问到是否可以进行放血治疗。我们明确告知她，这一疗法不可行！

还有一个令我印象深刻的案例。来自贵州的一位患者是一名行医多年的老医生，患静脉曲张 20 多年。他经常给前来就医的患者开展放血治疗，轮到自己生病，照样进行放血治疗，每次放血 200 毫升以内，每年放血 4 ~ 5 次。

5 年来他放血的总量可以把身体的血液换一遍，但是效果却不理想。最后，他找到我们在成都的静脉病中心时，脚踝位置已经深度溃烂。

他是一位很诚恳的医生，相信也救治了很多人。但很显然在静脉曲张的治疗上，他选择了不适合的治疗方案，自己也深受其害。

那么，用放血疗法治疗静脉曲张，为什么不可行呢？

追踪溯源，放血疗法并不少见，也非中国独有。

在世界各地的早期医疗史上，大都有放血疗法的存在。当下在印度街头，它也是一种很流行的治疗方式。

随着医学科学的发展，放血疗法在大部分地区已经退出了历史舞台，但是在民间仍然有一定的市场。

其治疗原理是，以针刺某些穴位或体表小静脉，放出少量血液。具体的治疗效果缺乏临床验证，但是针刺疗法的弊端，常常在日常工作中出现。

我经常会遇到针刺胸部之后，刺破肺部出现气胸的患者。他们本来是为了治病，但病没有消失，还得住院进行胸腔引流，把多余的气体放出来。

静脉曲张的放血疗法，一般穿刺的是浅静脉，放出来的血是暗红色的。

没有仔细学习过血液颜色的人，看到这种暗红色的黑血，容易被吓到。因为在很多人的印象中，血液是鲜红色的。看到暗色的血液，就认为是毒素或者瘀血，以为将黑血放出来，病情就好了。

但是真相并非如此。静脉血因为含氧量低，本身就是暗红色的。如果在静脉曲张比较严重的地方，血氧含量会更低，放出来的血的颜色，会比普通的静脉血更暗一些。这些黑血，本就是身体里面的正常状态，放出来也不会达到期待的排毒效果。

简单地说，静脉曲张患者如果把腿抬高，血管会立即瘪掉，身体内部的血液进入正常的血液循环中，变为含氧量高的血液。所以，原本正常的血液白白损失，岂不可惜。

放血疗法的主要的弊端是诱发血栓。

血栓形成的三大因素，包括高凝状态、血流缓慢和血管损伤。

1. 高凝状态。

指各种因素导致身体内环境呈现出一种血液比正常人更容易凝集的状态。这种状态往往是由药物、某些疾病、手术、怀孕或饮水减少等原因引起的。

2. 血流缓慢。

静脉血管内有个非常重要的结构，医学上称为瓣膜。

它们像两扇只能单向开启的门，保证我们的静脉血液沿着从脚向头的方向流动，是实现"水往高处流"的必要结构。静脉曲张的患者，有部分瓣膜遭到了损伤。

瓣膜被破坏后，小腿浅静脉迂曲成团，血液积聚在血管里，无法像正常人一样进行高效的血液循环。同时缺少新鲜血液的补充，导致血流缓慢，尤其在久站久坐时更为明显。

3. 血管损伤。

血管的管壁分三层，内膜、中膜和外膜。内膜表面上的组织，我们又称之为内皮，非常光滑，所以血液在血管内正常流动，很少会形成血栓。

但放血时，用针扎穿静脉，血管壁的完整性被破坏。损伤的部位一般不大，身体很快会启动体内的凝血机制封堵被破坏掉的血管壁。这本是正常的身体保护机能，但是这一过程如果被放大，血栓就会蔓延至整个迂曲的血管内，不小心还会到达深静脉。

因此，放血疗法会诱发血栓，是非常危险的。

为什么部分患者对放血疗法是有效的？大致有两个原因。

1. 减少静脉瘀血导致的酸胀感。

静脉瘀血会导致下肢肿胀不适，本质上是因为静脉内压力过高引起的。而放血后，短期内患者淤积症状减轻，小腿酸胀感会有所缓解。所以人在感受上会好转一些，但是一段时间后，血液会恢复到充盈状态，与之前并无区别。

所以，即使症状上有所缓解，但并不代表这种治疗是恰当的，因为没有从根本上解决静脉曲张。

2. 因为形成了血栓。

有意思的是，即使是认为放血疗法有效的患者，也并不清楚是因为形成了血栓，才感觉到症状有所缓解，而并不在于把血放出来这个过程。

所以用瘀毒等概念解释静脉曲张，不符合科学原理。

值得注意的是，有相当一部分患者因为放血，损耗掉几百毫升血液，甚至多次放血导致贫血，这在我的静脉曲张门诊上并不少见。这些都是得不偿失的典型案例。

大部分进行了放血疗法的案例，效果并不好。

静脉曲张的形成，根源在于静脉内的血液反流。不解决反流问题，而是想方法闭合血管，这从一开始就弄错了方向。

2000 年是静脉曲张治疗的一个分水岭。2000 年之前，医生大部分采用的是传统剥脱手术。2000 年之后，各种各样的微创手术技术得到发展，进入了微创时代。

随着微创技术的不断发展，很多患者通过手术治疗获得了不错的治疗效果，出血和神经损伤等并发症的发生率明显降低。

但是在民间，很多地区还在用类似于放血的方法进行治疗。在某社群里发现有人在说用水蛭治疗静脉曲张，其本质也是放血排毒的变种。

还有用拔罐治疗静脉曲张的例子，其理论也是为了拔除瘀毒，针刺放血同样基于这一理论。

我们可以用一个简单的实验来证伪：躺在床上，平卧位或者把腿抬高，可以看到小腿上扭曲的血管完全消失，原因在于这些静脉曲张血管内的血液，都会流向心脏。所以这里并不存在血管堵塞，也不存在毒素，只是由于压力的增加和血管壁的薄弱，引起了血管扩张。

放血疗法，既没有高精准治病的证据，同时还有诱发血栓形成的可能，所以用放血疗法治疗静脉曲张是不科学的。

·误区十一：静脉曲张是血管堵了

体表显示的青筋越多，证明身体条件越差，特别是手或脚上的青筋。还有很多人说是身体废物沉积的结果。

这是真的吗？

静脉曲张是血管堵了，这也是一种误区，典型的以讹传讹。

其实手脚上暴露的那些青筋，就是我们身体中的浅表静脉。

那么，为什么有的人可以看见，有的人却看不见？这主要是因为在一般条件下，正常的静脉血管颜色是白色略透明，和血液的底色合并在一起，透过皮肤就形成了一条条的青筋。这也是静脉本来的样子。

一些瘦弱的人或者皮肤白净的人，很容易在皮肤表面看到凸起或者青色的静脉血管，这就是"青筋爆出"的原因。皮下脂肪较多或者肤色较暗的人会少很多。

所以，无论说静脉曲张是身体变差的信号，还是说青筋是毒素堆积的结果，或者说血管堵塞导致的曲张，其实都只是谣言，不信也罢。

◎ 保守治疗的选择

静脉曲张的保守治疗分为药物治疗和生活护理。

很多人在进行手术前，服用了很多相关药物，但是没有取得很好的效果。

有一位来自保定的朋友，曾口服药物长达两年，花费奇高但没有获得理想的效果。确定自己治疗不当后，选择了手术治疗。

那么，药物治疗是否有效呢？

人们从各种渠道获得了很多真真假假的药物信息，甚至经常见到宣称可治愈静脉曲张的"灵丹妙药"。但是，从国际循证指南上看，目前仅有约 3 ～ 4 种药物对静脉功能不全类的疾病有效，例如地奥司明和迈之灵等。

有效药物被证明是存在的，那么有可以治愈静脉曲张的药物吗？

真实答案是，即使上文提及有对治疗静脉功能不全类疾病有效果的药物，在临床指南上也没有单纯以服药来治疗静脉曲张的推荐，而是推荐药物配合手术来进行治疗。

这说明单纯靠口服药物治疗静脉曲张效果很勉强。

门诊上有很多朋友，口服了包括中草药在内的各类药物，却没有看到明确的治疗效果。反而有一部分患者因为拖延导致了色素沉着或浅静脉血栓，耗费钱财不说，还耽误了病情。

在药效不好的前提下，我们选择服用口服药，只是起到安慰性的作用，甚至有些连安慰性的作用都没有。

另外，口服药物还存在一些弊端：一是吃药需要不断付出成本，具体治疗时间难以明确；二是药物需从肝肾代谢，会给肝肾带来一定负担。若药物效果明确，还值得付出这种代价；如果效果不确定，那么服用无益；

三是药物最终无法更改静脉曲张逐渐加重的趋势，不如使用弹力袜更有效。

因此，口服药物对血管有作用，但是作用不明显，不应作为静脉曲张治疗的必要选择。单纯用药物治疗静脉曲张，此路不通。

◎ 静脉曲张手术方案的选择

保守治疗的效果不理想，对大部分静脉曲张患者来说，在合适的时间选择合适的手术方案是更优的选择。

毕竟保守治疗只能起到延缓的作用，但改变不了静脉曲张进一步发展的趋势。

静脉曲张的手术方案，主要有以下几种：

· 传统剥脱手术

早期的外科手术，习惯于哪里有血管扩张就切除哪里。所以会出现大疤痕，影响美观，也容易引发出血和神经损伤两大并发症，术后恢复期长。

很多做过类似手术的中老年人，往往奉劝身边的人："静脉曲张，能不做手术尽量不做，太痛苦了。"

在目前，还有很多地区采用类似的手术方案。

随着医疗设备技术的发展，涌现出很多静脉曲张微创手术方案，一些传统治疗的方式在微创理念的影响下也得到了改良。

例如上学时教科书上明确指出，大隐静脉开口处的五大分支必须找出，并且还作为考试重点。但是实际临床上，这一观点并不适用，这说明教科书有滞后。治疗理念变化后，五大分支其实没有必要完全结扎。

这样做带来的直接好处是：腹股沟的纵向 10 厘米切口变为 3 ~ 4 厘米，如果做得精致些，1 ~ 2 厘米也可以实现。小腿部位的疤痕就更小了。

· 改良剥脱技术

利用剥脱导管等设备直接将血管抽除，既避免了大切口的出现，也能加快手术进度，目前应用比较广泛。但是出血和神经损伤问题还是较多，术后需要压迫较长时间，容易导致小腿位置的皮肤产生麻木感。

神经损伤的主要原因是，脚踝和小腿位置的血管距离神经很近，在抽出血管的同时，容易损伤到皮神经，这些皮神经恰好是支配足背和脚踝位置感觉的。

· TRIVEX 技术

2003 年，我正在实习阶段，带教老师带着我一起做手术。因为我是男生，身体比较强壮，于是承担了术中抱大腿的任务。

因此，我较早地接触到了当时比较先进的 TRIVEX 技术（静脉曲张血管刨削技术）。TRIVEX 技术可以减少患者腿部切口面积，小腿一般只有两个切口，可解决大部分曲张的血管。

但在随后的治疗中发现，患者容易出现渗血和皮神经损伤，术后的恢复期也比较长，因此 TRIVEX 技术推广受限。

另外，这种技术只能针对小腿部位的静脉曲张，对主干的关键点，必须结合其他手段进行治疗，这也限制了其推广和使用。

当然，在某些特殊病例中，还是可以采用的。目前这种技术逐渐被边缘化。

· 腔内闭合技术

几乎在 TRIVEX 技术的同一时期，出现了血管腔内闭合技术，比较典型的是激光和射频技术。

其原理是通过热能效应损伤血管内膜，导致血管发生炎症，从而达到闭合。简单地说，就是把血管内膜灼烧受损，使之形成粘连，达到闭合效果。

目前这两种技术应用越来越广泛。同时应用的还有微波技术，原理类似。

如果说剥脱手术的原理是把整根血管全部抽离身体，那么血管闭合技术的目的则是把血管闭合，使之留在体内，逐渐萎缩弃用。

应用这种技术治疗后，虽然仍有一定的复发率，但是发生血肿和神经损伤的机率减少。在整个治疗和恢复过程中，患者的体验与传统技术相比，有了明显改善。

患者感受会好很多，不再会有抽筋剥皮的感觉。

硬化剂治疗的原理与之大致相同。目前在国外还有 MOCA 技术，原理是在硬化剂治疗的基础上，叠加机械损伤内膜，从而促使血管闭合。

硬化剂治疗是针对细枝末节的治疗方案，在本书中不再单独列举介绍。

总结起来，这类治疗方案的核心，是用各类方式损伤血管内膜，使其闭合，最终弃用。

· CHIVA 技术

技术的进步显然不是到此为止，科学的方法总是伴随着理念的进步。

例如乳腺癌扩大根治术，逐渐转变为改良根治术或者保乳手术，目的就是用最小的创伤解决最大的问题。

在静脉曲张治疗技术中，必须提到的是 CHIVA 技术，这项技术可以说是静脉曲张治疗中的分水岭。

如果说之前的手术目标是为了废除浅表静脉网络，那么 CHIVA 技术的核心目标是尽可能保留浅表静脉主干及有功能的分支，并且达到治疗目的。

其实这项手术技术不是最新技术。它是在 20 世纪一位法国医生发明的，他是一位具有独立思考能力，也特别为患者着想的外科医生。

1988 年，因为超声设备的普及，外科医生有机会应用超声，研究血液流动方向，从而出现了这项技术。

但遗憾的是，到目前为止，真正了解这项技术的血管外科医生并不多。这项技术更多是在欧洲地区使用，例如法国、德国和意大利等地。

随着国际信息交流的加强，张强医生集团的医生开始致力于这项技术的推广，在全国很多省会级城市应用此技术。

很多静脉曲张患者因此受益。

举一个简单的例子。假设人体的下肢静脉是一片森林，下肢浅静脉就相当于其中的一棵树。传统的剥脱技术要全部抽掉整根血管，相当于把这棵树全部去除。

这样一来，存在着神经损伤多、出血量多的情况，患者手术之后会感到不适，影响患者下地行走。如果患者卧床时间过长，会增加发生血栓的概率。甚至因为护理不当，导致致死性肺栓塞的事件也时有发生。

在此基础上形成的微创技术，如腔内射频、激光，在术后外观上比原来提升了很多，患者的舒适性也得到提高。但其本质上仍然是种损毁性手术，原理相当于把这棵树烧焦，形成条索，留待身体自行吸收。

虽然微创技术还有很多不足的地方，但是它的产生在静脉曲张的治疗方法中，已经属于里程碑式的事件。

随着对医学解剖研究的进一步深入，我们发现静脉曲张其实更多发生在主干的分支，相当一部分的静脉主干没有曲张，这就给主干保留提供了理论基础。

相当于一棵树的枝丫生了虫子，我们只需把分叉处理好，而不是一刀切地把树干全部清理掉。虽然在实际操作中，情况要复杂很多，但 CHIVA 技术的本质就是这个道理。

CHIVA 技术的目标是分析整个下肢的浅表静脉血管网。通过超声技术，精准判断反流和回流的位置，在局部应用非常小的切口进行处理，让血流有来处、有去处，形成一个正常的循环，尽可能消灭反流来源。

通过超声检查，避免手术的盲目操作。这项技术完全可以在局麻的状态下进行操作，对神经损伤、出血等常见并发症的发生，也有非常好的控制。

◎ 预防措施

治疗疾病最好的措施，就是阻止它的发生。预防重于治疗，静脉曲张同样如此。

其实，采用一些简单的生活方式，就可以达到很好的预防效果。

我们在生活中，要经常走动，活动踝关节。条件允许的朋友，可以间断性抬高下肢，这样做就可以很好地预防静脉曲张。

预防静脉曲张，最核心的逻辑在于减少小腿静脉压力，促进血液向心脏回流。

走动、活动踝关节，可以使小腿肌肉收缩，挤压静脉内的血液，促进血液回流。抬高患肢，则是通过重力的作用，促进血液更快速地回流。

淤积在小腿上的含氧量较低的静脉血，除了会导致肢体肿胀，还会导致小腿皮肤长期处于缺氧状态，引发瘙痒、湿疹、色素沉着、脂质硬化甚至溃疡等问题。所以用些简单的预防方式，就可以减少静脉血的淤积，何乐不为。

但是，因为静脉曲张的发病是多因素造成的，所以希望用这些方法就可以实现完全预防，几乎是不可能的。

就像我们明知道勤洗手、多通风可以预防感冒，但不是所有的感冒都可以被预防，这更取决于个人先天体质的好坏。

除了上文提到的一些生活方式之外，医生还有一个称手的工具，就是医用弹力袜。

医用弹力袜是一种下肢静脉病压力治疗的方式，也是最主要的方式之一。这种方式简便快捷，在静脉曲张的防治中占有重要地位。

医用弹力袜并非日常生活中女性常用的弹力袜，而是有特殊的设计。

它的精妙之处在于脚踝部压力最高，沿着小腿方向向上，压力反而有所降低，从低到高，压力逐渐递减，符合人体工程学的设计。

通过对小腿的压迫，减少静脉血液淤积，减缓曲张进展，还可以缓解腿部的酸胀感。对站立后酸胀感明显的朋友来说，可以提高他们的生活质量。

医用弹力袜并非万能的，在推广使用的过程中存在着习惯难以养成的难题。

据不完全统计表明，真正能坚持使用的人群只有 30% 左右。所以，我在门诊上遇到一直坚持使用弹力袜的朋友，会真心赞叹他的毅力，他们这份坚持的信心值得敬佩。

◎ 大隐静脉的价值几何

传统的手术技术要去除大隐静脉主干，但是大隐静脉是身体上一种很好的血管移植材料，白白废除是非常可惜的。

大隐静脉是浅表静脉中最顺最长的一根血管，其血管厚度和直径非常适合血管移植。假如冠状动脉、颅脑动脉或是下肢动脉发生堵塞，需要进行搭桥时，大隐静脉的价值就体现出来了。如果能够降低大隐静脉的切除率，在患者需要血管移植时，必然会获益更多。

◎ 为何目前 CHIVA 技术不易开展

在常规医院的科室设置中，大部分超声检查由超声科医生完成，很多外科医生并没有掌握超声检查手段。

CHIVA 技术要求必须掌握整个下肢静脉网的血流总体走向，确定好静脉反流的关键。前期检查需要耗费大量的时间，意味着医生必须熟练掌握超声技术。这项技术需要长期学习，是一个比较高的门槛。

◎ CHIVA 技术的优点

这项技术检查时较为复杂，治疗手段相对快速便捷。

· 局麻下完成

手术中，不再需要腰麻、全麻或硬膜外麻醉。

CHIVA 技术类似于拔牙，哪个部位需要治疗，在那个部位打一针麻药就可以。因此在整个治疗过程中，患者是清醒的，这样就规避了一些可能出现的麻醉反应。

即使是 90 岁高龄的老人，或者是做过心脏手术的患者和口服抗凝药物的患者，都可以照常进行治疗。

· 手术治疗后可立即下地走路

采用 CHIVA 技术进行治疗，手术切口很小，术后发生出血或神经损伤的概率非常低，不用担心常见的术后血肿问题。因此，术后患者可以快速恢复正常的生活和工作，不需要长期卧床。

· 可以保留大部分的下肢静脉网

即使是看起来有些扩张的血管，随着治疗后静脉压力的减少，情况也会得到好转，可兼顾美观。类似于被吹起的气球，放气减压后会有部分萎缩。

毕竟废除血管容易，保留更困难。

·减少神经损伤

在局部麻醉下患者完全清醒，如果触碰到神经，身体会有反应。因此实际操作的医生可以立即回避，避免不必要的神经损伤。

◎ CHIVA 技术的弱点

尽管有些血管已经扩张，但是在治疗之后，很多血管可以大致萎缩到正常范围，这些血管还有价值。无须把所有的血管完全祛除掉，轻微扩张血管可以接受。

例如我们手背上的血管，下垂时看起来会明显一些，而上举胳膊时就好很多，是同样的道理。

从手术复发率来讲，即使将浅表静脉大面积抽除，也会有明显的复发率。这是经过随机对照试验研究得出的结论。

经常会有朋友问："医生，能保证手术后不复发吗？"

实际上，针对静脉曲张，目前不存在百分百不会复发的手术方案。如果宣传有这样的手术方案，一定是夸大了它的治疗效果。

文献统计，CHIVA 手术因为保留了大部分血管的功能，比全部废除的手术复发率低，更符合微创的理念。

2018 年 11 月 25 日，亚洲静脉曲张 CHIVA 手术的首次直播，就在张强医生集团北京静脉病中心进行。当时有 3000 多位朋友，通过现场和网络直播，观看了手术的效果和基本流程。作为手术操作者之一，我负责了部分演示任务。这一直播内容，可以在网络上搜索观看。

医疗世界充满着辩证，不变的是尽量减少对患者身体的损害。

◎ 为什么要站着做超声检查

两个月前，深圳的静脉病中心来了一位就诊的女士。在做超声检查时她说："你们这里也是站着做超声啊，我在香港和新加坡也是这样看诊的，在内陆是第一次看到。"声音里有一种掩饰不住的惊奇。

的确，在国际上针对静脉曲张的诊疗，站立位超声是标配，在国内还比较少见。

尽管平卧位患者更轻松，容易配合，但往往因为躺下后静脉排空变瘪，容易遗漏病变。站着检查，最接近静脉曲张真实的状态，尤其是下肢浅表静脉，可以轻而易举发现浅表的扩张静脉。

如果是专业的静脉外科医生亲自操作，可以对血管的根源做出有效判断，了解详细的血流方向和病变分布情况。之后再进行切口设计，可以减少盲目的切口。

切口少，患者术后疼痛轻，切口感染机率小。精准的切口设计，对降低复发率也有很大的帮助。

所以，站立位超声检查是国际主流，也是国内不同地区静脉曲张诊疗流程的显著差异之一。

◎ 深静脉有反流怎么办

深静脉反流困扰着很多朋友，其实质是关于下肢深静脉超声的问题。

很多来看诊的朋友，会拿着超声结果询问医生"下肢深静脉出现反流怎么办""以后会不会出现血栓""会不会得静脉曲张"等问题。

有一位来自广东的朋友，因为一些检查出来的不利结果，纠结了很久，走访了很多地方，拜访了很多医生，整日生活在担心中，甚至因此睡不好觉。

其实深静脉出现反流是比较常见的现象。很多正常人在做深静脉超声时，也会发现静脉反流，这与超声的测量方法有关。

有下肢深静脉问题的患者，超声可以监测到静脉血管增粗，血流速度减慢，内部的静脉瓣膜像两扇漏风的门，不能严丝合缝地靠拢。在深吸气甚至平静呼吸时，可见瓣膜处血流有持续倒流。

医生在评估疾病严重程度时，会通过以下指标来进行评估：反流持续的时间、反流节段数和总反流时间、反流指数和下肢静脉内径及平均流速。

正常的反流时间小于 0.5 秒，被称为生理性反流时间。深静脉瓣膜功能不全的程度越重，反流时间越长，大于 0.5 秒就会被判定为异常。

但是在临床上，反流时间的评判标准及应用价值，仍然存在议论。

原因有二。一是下肢深静脉瓣膜众多，单纯通过对第一瓣膜的评估，无法展示全部的瓣膜功能；二是一些研究发现，反流时间和下肢静脉功能不全的严重程度不成比例，反流时间长，不代表病情更严重。

因此，根据某一个静脉瓣膜反流时间的参数判断疾病的严重程度，这一方法并不适用。

有研究者进一步提出反流节段数、总反流时间和反流指数等更复杂的参数，期待根据参数结果评判患者是否容易出现溃疡。这一方法无疑更为全面和客观，但在实际操作中，仍然存在问题。

例如测量反流时间参数时，瓦氏（Valsalva）法对粗大的、临近心脏的位置效果较好；而挤压小腿肌肉，则对股浅静脉和腘静脉更有效。

瓦氏法简单易行，但结果依赖于被检查者对医生指令的理解与配合程度。挤压腿部需要助手的配合，不同节段挤压的部位有所不同，不同的挤压方法对测量反流参数有很大影响，且操作复杂。

所以对被检查的患者，不能仅仅给出深静脉瓣膜功能不全的结果，还需要进一步评估患者的实际症状。

在检查标准的参数过于复杂且配合不易的条件下，不能盲目下结论，否则对患者不利。可能导致患者在很长一段时间内心理压力陡增，到处求医问药，但实际上可能只是一种正常的生理现象。

这里要表达的并不是说深静脉反流是正常现象，而是说不能只有检查结果，还要针对患者进行综合评估。

这也是医生的意义所在。

◎ 弹力袜的使用

应用于静脉曲张治疗的袜子，其专有名称叫医用弹力袜，也被称为循序渐进医疗压力带。

这个看似简单的设备，针对不同的使用人群有不同的压力设计。

在国外，如果要使用压力较高的袜子，需要专门的医生开具处方。在国内，想要获得弹力袜比较方便，但存在的问题是弹力袜的使用比较混乱，缺乏具体的指导。

很多人在药店或者网上就能买到弹力袜，但在选择上可能出现问题。

· 静脉曲张一定要使用弹力袜吗

静脉曲张并不是必须使用弹力袜，它有一定的使用范围。

弹力袜的治疗目标是减缓静脉曲张发生趋势，改善小腿的酸胀不适感。对需要长久站立的患者，例如老师和护士等，可以提高他们生活质量。

但是早期毛细血管扩张的患者，如果肢体沉重感并不强烈，没有必要穿弹力袜。因为弹力袜本身也会给患者带来生活上的不便。医生在治疗时，需要替患者想到这一点。

对中老年人来说，不易养成每天穿脱的习惯；而很多年轻人心理压力较大，穿弹力袜会时刻提醒自己患有疾病，以至于在日常生活中经常纠结，甚至不敢运动，影响到学习和工作。

选择了不合适的弹力袜，可能造成局部皮肤损伤；患有皮肤溃疡的患者穿脱时可能会引发疼痛，也可能污染袜子；足部缺血的患者可能因弹力袜的压迫，导致皮肤血液循环更差。

要注意的是，不是所有的静脉曲张患者一定使用弹力袜，病情轻微的患者不需要。如果买了弹力袜却不穿，在资源上是一种浪费，更增加了生活的不便。

建议患者在小腿出现明显酸胀感时使用弹力袜，这样才能真正提高生活质量，物尽其用。

· 选择弹力袜要注意什么

夏天可以选择轻薄、透气性好的弹力袜，冬天可以选择厚款，还可以有保暖的作用。

膝关节以下的款式，适合在大部分场景使用。脚趾外露的款式，方便观察脚趾颜色，同时可以减少趾甲划伤袜子的机率，降低物品损耗。

目前，市面上常见的几种材质类型包括棉纺、氨纶和尼龙。一般情况下，建议选用高弹力和舒适性较好的氨纶材质。

在包装上，型号一般有 XS、S、M、L 和 XL，患者要根据腿部不同部位的周径测量结果进行选择。具体型号，在外包装和说明书上都有明确标注。

· 手术后的患者需要长期使用弹力袜吗

这个问题，是前来进行手术治疗的朋友经常问的问题。手术损伤不同，弹力袜使用的时间长短也有区别。

CHIVA 手术，术后两周内需要穿着弹力袜，两周后就可以不再使用。一般不需要连续几个月穿着弹力袜。如果患者已经养成了习惯，经常穿着感觉很舒适，可以长期穿，选择轻薄的类型即可。

· 可以使用弹力袜预防静脉血栓吗

弹力袜不仅能用于治疗静脉曲张，很多其他疾病也是可以使用的，尤其可以预防血栓。

在国外，医院会给患者常规配备弹力袜，尤其是妇产科患者。选择压力小、比较舒适的弹力袜，是预防血栓的有效方法。

所以弹力袜还有一个名字，叫作压力抗栓袜。

· 静脉曲张，穿弹力袜效果到底好不好

弹力袜主要用于缓解患者下肢的酸胀不适感，不能改变静脉曲张的进展趋势，大部分患者最终仍需进行手术治疗。因此单纯的静脉曲张，没有必要纠结是否穿弹力袜。在静脉曲张的治疗中，虽然弹力袜的应用比较广泛，但是也存在着大量的浪费。

因此，弹力袜并不是静脉曲张患者的必要选择。如果需要穿着弹力袜，要精心挑选，最好由专科医生进行推荐。要避免走弯路，造成浪费。

· 为什么使用弹力袜总觉得太紧

关于松紧的问题，其实是因人而异的。松紧是否适合和个人体验有关。就像我们买鞋子，到底合适不合适、跟脚不跟脚，个人感受很重要，身体会告诉我们答案。

平时，大家习惯网购，或者在药店直接购买弹力袜。但是如果要长期穿着，既要保证舒适性，又要保证有效性，就需要仔细研究如何选择。

说到底，医用弹力袜的选择，不可以简单地用医生说是或不是、行或不行来概括。还有相当一部分因素，取决于患者对疾病的认知情况，以及对治疗结果的真实

感受。

根据推荐的标准购买弹力袜，更容易筛选出适合自己的型号。

· 弹力袜的标准是什么

首先要明确一个基本原则：标准是相对的。

不同的厂家对弹力袜的标准选择不尽相同。目前在比较权威的临床指南上，给出了一个数据范围，其中提到了弹力袜的压力标准：若一般使用，选择 $15 \sim 25$mmHg 之间的压力；如果是用于手术之后或深静脉血栓之后的日常保养，需要选择更高压力的弹力袜，才能缓解患者下肢的不适感。

◎ 弹力袜的其他作用

弹力袜不仅可以用于治疗静脉曲张，还可以用于治疗深静脉血栓后综合征、淋巴水肿和动静脉畸形等多种疾病，这些疾病可以导致静脉或淋巴系统压力增高。

这些疾病的治疗原理比较复杂，简单来说是通过压迫肢体减轻水肿，压缩深浅静脉管径，减少静脉血液反流，缓解静脉曲张进展，使静脉直径缩小，血液流速增快，达到预防血栓形成的目的。

压力治疗对静脉曲张中后期以及静脉功能不全的患者十分有效。弹力袜对于静脉曲张，仅仅能延缓症状、减缓发展，大部分患者最终仍需进行手术治疗。

随着医学信息通过互联网的大量传播，越来越多的人了解了静脉曲张的后果和对生活质量的影响，大家对它逐渐重视起来。越来越多的朋友选择早期干预，这是人们对健康需求的体现，疾病观念逐渐与国际接轨。

这表明，人们对疾病的理念已经发生了改变，对疾病的治疗不再是不得已而为之，而是防并发症于未然。

◎ 静脉曲张是否要做造影

这个问题是某天凌晨微博上一位朋友的提问。因为要治疗静脉曲张，医院要求进行造影检查，他有些担心，所以前来咨询。

这一疑问，普遍存在于患者之中，是一个关于静脉曲张如何诊断的话题。

首先说明，大部分的静脉曲张，并不需要常规造影。

前文我们说过，静脉曲张不是一种疾病，而是多种疾病的共同临床表现，有很多疾病都可以导致其发生。除了单纯性静脉曲张，还可能有深静脉血栓后遗症、深静脉瓣膜功能不全、先天性无瓣膜、Cockett 综合征、下腔静脉阻塞或是 KTS 等疾病的影子。

所以医生在给患者查体时，如果患者有可疑病史，那么看一看他肚皮上有没有曲张的静脉很有必要。

◎ 什么是静脉造影

医疗设备，其实是"医生功能"的延伸。通过 X 光检查人体，是医学诊断和治疗历史上的一座丰碑。

X 光技术，在医学领域发挥着越来越重要的作用，例如早期的身体透视、常见的 X 光片以及越来越普及的 CT 和 DSA 机等，利用了 X 光可以透视人体的特性。

静脉造影就是利用 DSA 机，结合在静脉内注射造影剂，扫描人体血管。这一技术经常在血管外科使用，也是介入治疗的常规手段之一。

静脉造影可以简单分为顺行性、逆行性、腘静脉造影和浅静脉造影等方式。

在检查时，患者不断变化体位，医生通过显示屏了解瓣膜的功能，可以看到静脉堵塞或者反流的位置。这是一个了不起的技术进步。

·下肢静脉造影的不足

下肢静脉造影曾是静脉检查的金标准，但它的辉煌已成过去，因为它具有无法忽视的不足。

有创操作

这是种有创伤的操作，对血管必然造成损伤。

需要造影剂

早期的造影剂易导致患者过敏。目前可以选择更优质的造影剂，减少了发生过敏反应的概率。

无法避免 X 光照射

尽管科学证明，小剂量的 X 光照射对人体损害趋近于零。但人们对辐射的恐惧仍然导致防辐射服的热卖。因为 X 光照射能少则少，这是人趋利避害的本能。

在一些条件下，些许损伤是可以接受的。如果没有替代的方案，为了弄清楚疾病的具体情况，付出一些代价或许是值得的。

超声的横空出世，在大部分情况下替代了下肢静脉造影。

◎ 超声仪器的好处

超声仪器在做静脉检查方面有很多优势，例如可以实时、直观地观察血管内的瓣膜运动；站立位操作下，下肢浅表血管的曲张情况更容易被观察。

相较于有创的造影，不论是在成本上还是对人体的损害上，超声检查都更值得推荐。超声仪器可以随时重复性操作，使得临床推广迅速展开。

新型设备的改进直接提升了医生诊病水平。

很多朋友会埋怨说："到了医院，医生就知道检查、检查、检查……"

正是因为这些设备的进步才促进了医学的进步。医生必须成为设备的合格使用者，才能为患者提供更好的医疗服务。依靠医生个人诊断所有疾病的时代已经一去不复返了。现代医学就是人和高科技设备的结合体。

超声技术也存在一些弱点。一是超声技术需要具体的人来操作，所以根据检查者对某种疾病的理解程度，结果差异性较大，存在着一定的主观性；二是无法显示直径较小的静脉内的瓣膜；三是肚脐下、骨盆内的髂静脉等血管，因为深度问题，显示不清晰，尤其是过度肥胖或者有肠内积气的人群，筛查比较困难。

所以静脉造影也不能完全废弃，在下肢深静脉反流或者阻塞性疾病中，静脉造影仍然有着不可替代的应用价值。同时，创伤更小、更方便的静脉 CT，也有取代静脉造影的趋势。

因此，静脉曲张患者常规做静脉造影，在有替代性检查手段的现在，显然不合理。

◎ 静脉曲张患者是否可以跑步

"自从得了静脉曲张后，我一直很担心，都不敢运动了。请问医生，我还能和以前一样跑步吗？"在门诊，这个问题经常会被问到。

每次看诊结束，给患者解答了这类问题后，看到患者朋友们放下心里的大石头，医生也会心满意足。

静脉曲张患者当然可以跑步。跑步锻炼的好处很多，是一种当下很受青睐的运动方式。经常跑步会让你有一颗强大的心脏和一个优良的循环系统，还可以降低血脂和胆固醇，增加肺活量，延缓衰老。

静脉血液回流向心脏要依靠三大机制，小腿肌肉泵收缩、下肢静脉瓣膜的开关功能和胸腔内负压的作用。

小腿肌肉泵在医学上又被称为"第二心脏"，可辅助下肢静脉把血液泵回心脏。"第二心脏"想发挥作用，靠的就是小腿的肌肉收缩。肌肉收缩在走路或跑步时运用最频繁，所以多进行走路和跑步运动自然有好处。

上文提到的问题，其本质是跑步会加重静脉曲张吗？在实际观察中发现，静脉曲张在从事体育的人群中，发病率并不比其他人群高。

从血流动力学的角度看，运动时瓣膜功能正常运作，肌肉的规律性收缩使深静脉血液回流加速，皮下静脉的压力可能比静止时还低，即使是患有静脉曲张的患者也是如此。例如静脉曲张患者久站久坐后会出现腿部的酸胀感，走一会儿感觉就舒服了。

适当进行跑步锻炼，不会引起下肢静脉曲张。恰恰相反，跑步可以使腿部肌肉的活动增强，挤压静脉内的血液，使其流动更加顺畅，有助于预防和改善下肢静脉曲张。

如果进行长时间的运动，例如一天的长途行军或者马拉松，可能会导致下肢肿胀或者沉重感加重，只是大部分普通人的运动量达不到这种程度。

还有一种特殊情况要格外注意，如果患者静脉曲张范围很大，或者已经进入中后期阶段，深浅静脉之间已经有了非常粗大的穿静脉，在运动时穿上专用的弹力袜会更加合理。

针对此类患者，更推荐的解决方案是选择手术治疗。

◎ 静脉曲张可能引发慢性腹痛

慢性腹痛并不少见，很多女性朋友经常出现这类症状。但是慢性腹痛未必是妇科病，还有可能是静脉曲张惹的祸。

有一位产后两个月的年轻妈妈，腿部在孕期就有静脉曲张的症状，因此前来咨询是否需要手术治疗。

按照常规检查发现，尽管她的小腿部位有迂曲血管和蓝紫色扩张血管，但没有发展到需要手术解决的阶段。大腿上方曲张严重，但对比孕前已经有所好转。

用超声探查血管反流来源，发现引起这位患者朋友症状的并非是常见的大隐静脉或小隐静脉，而是考虑盆底来源。在后期症状应该能逐渐减轻，无须手术治疗。

诊疗结束后，这位妈妈解除了心理负担，安心进行她哺育娃娃的事业了。

一位来自美国的女士，她正在准备迎接第四个孩子的降生。查体时发现，患者的臀部和大腿内侧有很多血管扩张的症状，但常规的隐静脉检查并未发现异常，判断来源是盆底血管。

静脉曲张不只会出现在腿上。虽然小腿上的静脉曲张最常见，但整个下肢包括大腿的前侧和后侧，都会出现静脉曲张。

除了下肢，身体的其他部位也会有静脉曲张。例如精索静脉曲张、消化道静脉曲张和盆底静脉曲张等，痔疮也有部分类型和静脉曲张有关系。

这些静脉曲张的形成原因，和静脉高压有关。

例如肝硬化导致的消化道出血，就是由食道和胃底静脉高压导致的破裂出血，只是因为在身体内部，我们无法及时发现。这类静脉曲张危险性更高。

盆底也有静脉曲张。因为盆腔在腹腔内，位置比较隐蔽，盆底静脉出现迂曲扩张难以显现出来。有少部分患者，会出现会阴、臀部及大腿静脉曲张的外在表现。

单纯的静脉曲张，对生活质量影响较小。如果曲张严重，就会产生一系列的临床表现，尤其是慢性腹部不适，医学上的术语称为盆腔瘀血综合征。

盆腔瘀血综合征，其实是在盆腔静脉曲张的基础上出现的。

盆腔静脉十分丰富，其中最易发生曲张的是左侧的卵巢静脉。左侧容易出现曲张的原因主要是由人体特殊的解剖构造决定的，与左侧主静脉容易受到压迫有关。

这类静脉曲张在孕期女性患者中更为高发，是由于在怀孕过程中女性子宫增大，盆腔血管丛进一步受到压迫所导致的。女性的这一生理特征，增加了这类疾病的发生机率。

◎ 盆腔瘀血综合征的症状

盆腔瘀血综合征会引发的症状，总结出来是：三痛、两多、一少。"三痛"指下腹坠胀痛、腰背痛和性交痛；"两多"指月经多、阴道分泌物增多；"一少"指查体阳性体征少，在日常诊断中容易被忽略。

阳性体征在这里可以解释为：医生可以通过疾病的某些特点直接发现异常。若是阳性体征少，意味着在检查时容易被医生忽略。

因此，医生在检查时要注意方式方法。医学常用的检查手段除了查体，还有很多仪器，例如超声、CT、核磁和静脉造影等。

静脉造影虽然是静脉曲张检查的金标准，但是存在创伤，不适合进行患者筛查。

超声因为其无创性，是一个很好的筛查手段，可以提供患者血管的动态指标，提示血管的直径和流速。但是因为患处在盆腔，所以对超声医生的技能要求比较高。

CT 和核磁检查，呈现的效果比较立体，更受医生和患者的青睐，只是需要在患者体内注射一些对比剂。

在一些报道中，还有医生采用腹腔镜的方式来探查，但是因为可承受的慢性腹痛而去做这个手术，在临床上并不做主要推荐。

由于慢性盆腔瘀滞综合征带来的疼痛大部分人可以耐受，因此很多人选择不进行干预。如果是周期性的疼痛，导致生活质量明显下降，就要考虑进行干预。

干预的方式有介入和手术两种。与下肢静脉曲张的治疗方式相似，属于微创的介入技术，更受青睐。只是目前还没有得到普及。

然而能够表现出皮肤浅表静脉曲张的患者是少数，否则就不会存在"一少"的情况。

慢性腹痛是困扰女性患者朋友的顽疾，发生率高且原因众多。它涉及妇产科、消化科、泌尿科、骨科、神经科以及心理科等多个科室。

医生在确诊之前要对患者进行仔细甄别，因为不是所有的腹痛都是曲张引发的。

有一个简单的甄别方法：如果出现下腹部不适或疼痛，平卧或抬高骨盆和腿部，静脉压力降低后疼痛明显缓解，就是提示存在着盆腔静脉高压的可能性。

◎ 何时进行静脉曲张手术

一位朋友在微信里向作者咨询："爷爷有静脉曲张，75岁做的手术，活到90岁。父亲也有静脉曲张，今年63岁，目前还没有做手术。我二十岁左右，右脚的血管比较粗大，没有明显的症状，先咨询一下，有必要动手术吗？"他还发来了三张图片。

作者认真查看图片，初步判断这位患者处于静脉曲张的三期，曲张范围大，脚踝位置有轻微水肿。

这种情况，是否应该进行手术呢？

患者朋友们很关心静脉曲张应该在什么时候进行手术。一些患者表示，有医生建议等腿变了颜色或腿溃疡了再治疗，还有医生建议皮肤变硬之后再说。

可以看到，关于治疗静脉曲张时机的选择，不同医生给出的建议并不一致，甚至差别很大。

静脉曲张可能在发病数年甚至十多年内，都无明显的临床症状，但是这并不代表静脉曲张没有危害。当病情进展到一定程度，会发生静脉内血栓形成、无菌性炎症（静脉炎）、色素沉着、溃疡、瘀积性皮炎或破裂出血等并发症。

对爱美人士来讲，腿上扭扭曲曲的曲张血管，也成了他们多年的心理包袱。

绝大多数静脉曲张的患者无生命危险，因为静脉曲张导致截肢也不太可能，极少数情况下，有患者可能发生血栓形成蔓延到深静脉导致肺栓塞或曲张静脉破裂大出血，可能会致命。没有得到周到照护的老年人因为夜间血管破裂出血没有及时发现，也可能导致严重的失血而死亡。

在过去的观念里，对没有临床症状的静脉曲张患者或者老年病人，通常先采用保守治疗，例如用药物或者弹力袜治疗。

随着医疗理念的进步，越来越多的患者选择早期微创手术治疗。这一改变主要是因为药物和弹力袜，作为静脉曲张保守治疗的主要手段只能延缓病情的发展，无法彻底治愈。

如果进行治疗的时间较晚，皮肤颜色就无法完全恢复，也会永久丧失皮肤弹性，复发和术后并发症会明显增加，治疗效果大打折扣。

还有一点需要注意，如果不进行治疗，身体内部会发生一些改变。

在深静脉内，血液通过深浅静脉交叉的点位持续向下反流，因此浅静脉的血液容量很大，无法将血液全部推送到心脏，只能通过一些穿静脉再回流入深静脉，增加深静脉的负担。然后血液又通过深浅静脉的交叉点位，倒流到浅静脉系统，形成一个无效的血液循环。长此以往，使得深静脉瓣膜病变的破坏加速。

也就是说，延迟静脉曲张治疗，会加重深静脉的负担，增加了复发的风险。

◎对深静脉的疑问

对深静脉，患者朋友们普遍存在一些疑问。

浅静脉被破坏，深静脉负担是否会加重？

静脉是容量血管，扩张能力很强，所以不必担心增加深静脉的负担。

·深静脉会出现曲张吗？

深静脉周围有肌肉包绕，给它提供了一个外部的支持力量。就像我们给浅表的静脉加上一层弹力袜，目的也是提供一个外部的支持力量。所以深静脉一般不会出现曲张。

手术治疗不能太晚开展的原因如下。第一，手术无法消除皮肤变黑的状况；第二，皮肤弹性一旦被破坏，很难恢复如初；第三，患者在遭遇细菌感染时，容易出现丹毒等严重感染；第四，手术对瘀积性皮炎的治疗成功率差；第五，静脉炎需要很长时间才会消退。

为了避免出现上述这些情况，最好的方法还是在并发症出现之前，用早期手术解决静脉曲张。

上文已经提及，传统的静脉剥脱手术切口较多，易引发血肿和皮神经损伤等并发症。医学的发展，使得下肢静脉曲张的手术向微创趋势发展。

微创手术术后无须住院和输液，术后患者即可步行回家，最大限度地保证了患者工作和生活的便利。鼓励患者进行早期活动，也免除了静脉血栓的发生。

· 老年和孕妇患者的治疗

老年患者的静脉曲张治疗

老年人随着年龄的增加，全身状况每况愈下，对手术的耐受程度是医生和患者比较担心的。

老年人如果在早期没有接受微创手术，发生了静脉曲张并发症，出现血栓等问题，那么往往会因为无法承受手术而无法治疗。

我的团队曾经为 90 多岁的老人进行过手术，是在对老人的身体状况进行了充分评估，确保其心肺功能良好的条件下进行的。并不是所有的老年人都有足够好的身体条件接受手术。

所以广大的静脉曲张患者朋友们要注意，不要拖到高龄再进行治疗。

育龄期女性的静脉曲张治疗

很多怀孕期间的女性，会发生静脉曲张或者静脉曲张加重，主要原因有两点：第一，逐渐增大的子宫压迫到盆腔血管，导致血液回流受阻，下肢静脉的压力增加；第二，怀孕期间女性体内的激素有扩张血管的作用，也推动了静脉曲张的发展。

以上两种原因，导致女性在怀孕期间，出现静脉曲张的概率明显增加。较为严重的患者可能出现盆腔静脉曲张，外在表现是会阴部或臀部出现大范围血管扩张。

女性生产结束后，子宫逐渐缩小，盆腔压力降低，大部分静脉曲张都可以得到不同程度的缓解，但并不能完全消失。因此，很多女性孕后原本的静脉曲张会持续多年，因为外观问题不敢再穿短裙或者短裤。

静脉曲张带来的后果，除了前文介绍过的静脉曲张的分级，我们也要对静脉曲张可能导致的深静脉血栓问题有更清晰的认识。

准备生小孩的女性，如果已经有了明显的静脉曲张症状，在怀孕前进行手术治疗是更好的选择。

因为女性在怀孕期间出现深静脉血栓的概率会增高。一旦发生静脉血栓，考虑到要保护胎儿，妇产科和血管外科的医生处理起来会比较棘手，不管是用药物或者手术进行治疗，都存在很大的风险。对孕妇来说这也是一个定时炸弹，甚至会对患者终生产生不良影响。

这种严重的影响在临床上并不少见。所以提前治疗，防患于未然，对女性患者朋友来说是比较合理的选择。

怀孕期间建议患者朋友要经常运动，可以进行简单的散步，或者在卧床时做一做踩刹车的动作。目的是让小腿的肌肉收缩，挤压静脉促进血液回流，可以减轻下肢水肿，降低血栓发生的概率。

若患者在怀孕期间出现了静脉曲张，出于减少对胎儿不良刺激的考量，医生一般不建议在孕期进行治疗。

◎ 静脉曲张患者能否游泳

这不仅仅是一个简单的运动问题。很多患者提到年轻时经常在冷水里活动，出现了静脉曲张。

他们认为泡冷水导致了静脉曲张，而游泳也是在冷水里活动，因此游泳也可以导致静脉曲张，逻辑上似乎没错。

站在患者的角度上思考就会发现，任何一种疾病或疑问，都可能会对人的心理造成影响。医生必须帮助他们从心理角度克服这种障碍。

其实静脉曲张和游泳关系不大。用游泳代替跑步，可以减少跑步对膝关节的摩擦损伤。

有很多患者在描述自己静脉曲张的发展时，都说自己有被冷水刺激过的历史。其实从科学角度来讲，静脉曲张和下肢的静脉压力过高有关，并没有足够的证据说明冷水会对我们的下肢静脉造成太大的影响。

因此，静脉曲张患者完全可以游泳。

◎ 穿高跟鞋是否会加重静脉曲张

这是女性朋友们容易提及的问题之一。

高跟鞋穿起来的确很美观，可以让女性显得身材挺拔、腿型好看，走起路来十分迷人。

那么高跟鞋与静脉曲张的进展有关系吗？

从实际情况来看，二者之间似乎并没有明确的关系，因为很多不穿高跟鞋的人也会罹患静脉曲张。在血管外科的教科书中，也没有提及高跟鞋和静脉曲张的关系。

在静脉曲张的发病原因中，瓣膜学说是主要的原因之一。

浅表静脉中有很多瓣膜，这些瓣膜就像单向的阀门，保证血流的单一方向。如果阀门无法抵挡重力的作用，无法抵挡血流向下的趋势，就会出现反流。长此以往，静脉曲张会逐渐显现，尤其是人们在久站久坐或重体力活动之后。

小腿肌肉作为身体的第二心脏，它的收缩会保证将血流挤向心脏的方向，从而改善小腿的血液循环。

穿高跟鞋走路时，小腿的肌肉收缩能力会有所下降。尤其是恨天高类型的高跟鞋，相当于踩了一个高跷，较少用到小腿肌肉，不利于静脉曲张的护理。

其实穿高跟鞋更重要的危害在于增加了脚底受力，使人体大部分的体重压迫到前脚掌，甚至是各个脚趾的骨骼上，从而影响身体平衡，增加腰椎的压力。

建议各位女性朋友不要长时间穿着高跟鞋。如果需要穿着高跟鞋，要经常更换不同高度的鞋子。同时要注意鞋子不要过紧，若对脚趾产生过大的压迫，会导致脚趾畸形。

◎ 腿上的青红丝怎么办

这个问题也是女性朋友们经常提及的问题之一。

腿上的青丝的确会影响美观，一些年轻女性无法接受这一点。她们认为这些青丝对自己的美丽造成了很大的威胁，担心会越来越严重。

其实这些青红丝，就是毛细血管扩张。

对毛细血管扩张，我们要将它分成两部分来看：一是静脉曲张的最早期表现；二是单纯的毛细血管扩张。这两部分的发展趋势不同。

如果是静脉曲张的早期表现，随着静脉曲张的逐渐加重，一些更粗大的血管也会出现扩张。我们需要按照静脉曲张的治疗标准，选择合适的治疗方法和时间。

如果是单纯的毛细血管扩张，这一类型更为常见，但是没有太多的临床后果，所以要综合考虑是否需要进行治疗。

若静脉曲张的范围比较广泛，在治疗时就比较棘手。因为美观在治疗的目的中占据着更重要的位置，所以必须结合微创手段达到美观效果。

医生可以采用泡沫硬化剂或者激光进行治疗。但是因为不能改变静脉曲张出现的根本原因，所以很容易出现复发。

对这种情况，我一般不建议积极治疗。很多来就诊的朋友会指着腿上的青红血丝说："我想手术！"而实际上，一旦距离超过两米，他人根本看不清楚那些血丝。

这种情况下进行手术，不仅浪费钱财，还容易复发，是没有必要的。

◎ 体表上明显的血管是否都是静脉曲张

几位患者分别从深圳和北京到我这里进行面诊，他们虽然身处天南海北，但是组建了一个静脉曲张病友群，在里面讨论静脉曲张的各种问题。

静脉曲张的变化多样、后果多样，这几位患者朋友看到群内的分享后，心理压力很大。感觉上学和工作都失去了意义，因为此事非常焦虑。

因为我的看诊时间在 30 分钟左右，时间较长，也比较有耐心，所以很多患者朋友愿意当面倾听我的建议。

给这几位患者朋友做超声检查时，发现静脉内没有反流，他们又是典型的皮下脂肪薄，血管会更加明显。因此，他们并没有患有静脉曲张。

了解静脉曲张的来龙去脉后，他们得知自己没有患静脉曲张的担忧，回归了正常的工作和生活。

静脉曲张，顾名思义是血管扭曲合并扩张。单纯的血管扩张不在此列。

很多人先天皮下脂肪薄，血管显示清晰是正常现象。在很多雕塑和健美运动员身上，也可以看到清晰的浅表静脉网络。读者朋友们遇到这种情况时，不需要焦虑。若确实不放心，可以做一次站立位超声检查，消除心理压力。

◎ 老烂腿要做压力治疗

一位八十多岁的老先生来静脉曲张门诊就诊。他的脚踝绑着白色绷带，渗出的液体已经把绷带渗透。打开敷料后发现，他的脚踝内侧已经发黑，有些红色的肉芽在生长，但是不太新鲜。尽管揭开纱布时已经十分小心，但他看起来还是有些痛苦。

最近几年，他每年都会出现类似的状况。往年换药后，过一段时间溃烂能慢慢愈合，但今年始终不太见好。我问他："穿过弹力袜吗？"他回答："有医生推荐穿弹力袜，买了一个，后来感觉不舒服，就扔一边了。"

仔细用超声检查了 20 分钟，发现他腿部表面看起来曲张不明显，但是小腿下方的穿静脉曲张十分明显，周围的组织已经变硬。

他表面曲张不明显的原因，是因为患处被水肿掩盖，肥胖人群也有类似现象。皮肤变硬的原因是脂质硬化，皮肤长期缺乏营养造成的。这位患者朋友的问题就出在这里。

仔细告知患者压力治疗的细节和操作方式，并让陪同家属学习了绑绷带和穿弹力袜的方式，才放心地让他们离开。

在谈压力治疗之前，要先介绍下肢静脉功能不全。

下肢静脉功能不全的表现多样，病因多样。形成的原因有各种类型的浅静脉曲张、深静脉血栓后综合征（PTS）、髂静脉压迫综合征和血管畸形等。

患者罹患下肢静脉功能不全后，会逐渐出现水肿、湿疹、色素沉着、皮肤脂质硬化和溃疡等临床表现。这与静脉曲张的分期十分相似，因为静脉曲张本来就是下肢静脉功能不全中的一种。

在手术从传统剥脱到微创技术的发展过程中，手术帮患者和医生解决了一部分问题，有效遏制了疾病的进展。但是因为医疗资源分布不平衡，仍有大量人群因为各种因素，导致疾病发展到溃疡阶段。

即使在医疗保障比较发达的美国，出现静脉溃疡的人群也达到了 1% 以上。

◎ 溃疡的坏处

溃疡给患者的健康和生活造成了极大的影响，主要有：第一，患者需要长期换药，浪费了时间和精力，也缩小了患者的活动范围，导致患者朋友的有效工作时间减少，甚至会提前退休；第二，从社会角度来说，患者需要长期换药、不断到医院就诊，其时间成本和医护成本很高。据统计，这项支出可达医疗财政支出的 2% 以上。

患者可以进行手术治疗，加速伤口愈合，治疗效果显著。

除手术之外，比较有效的保守治疗方法是压力治疗，其效果要好于药物治疗。

·压力治疗方法

使用医用弹力袜

经过多年科普，越来越多的人开始使用弹力袜，尤其是长期站立工作的人群和已经出现静脉曲张的人群。

但是一些老年人往往并不了解弹力袜，还需要进一步普及。

使用压力绷带

绷带主要分为有弹性和无弹性两种，有多种品牌和材质。医生有不同的喜好，在疾病的不同阶段，这两种绷带的应用也各有优劣。

对水肿情况比较严重或者渗出比较多的患者，应用绷带治疗效果更为明显，还易更换。多层的、硬度较好的弹力绷带治疗效果更好。有自黏特性的绷带更容易固定，只是在绑扎前需要一些技术训练，让绷带的压力更均匀。

　　还有一些康复矫形设备，也适合不方便使用弹力袜或者绷带的患者。

　　前文患有老烂腿的老先生并非是单纯性静脉曲张，而是有深静脉血栓病史的患者，不适合立即手术。他使用了一个半月弹力绷带后，溃疡痊愈，然后更换了医用弹力袜，伤口没有再复发。

　　一项简单的工具，极大地提高了患者的生活质量，这就是压力治疗的优势。

· 出血的处理方案

　　下肢静脉曲张患者进入四期后，踝关节上方足靴区（以内侧为主），皮肤萎缩变薄，丧失防御能力，下方的小静脉在高压状态下处于扩张状态。

　　如果患者腿部血管周围的脂肪等软组织硬化，血管失去保护，在站立或者非常轻微的触碰下，会导致血管穿破出血。静脉曲张导致下肢急性出血的现象并不少见，患者朋友们要学会紧急处理，不必慌张。

　　静脉压力低，虽然不像动脉那样呈现一种搏动性血流，但这种出血在不知情的状况下非常危险。因为小腿静脉的压力比较高，相当于从心脏到脚踝长度的静水压力。同时静脉管壁因为缺少平滑肌，自行止血不易。局部皮肤在长期血液循环不佳的状态下感觉下降，很多出血患者在失血时并不知情。

　　针对以上三个因素，给出下面的处理方案。

识别分级

注意识别静脉曲张分级，手术选择在三期之前进行，避免出现皮肤湿疹、脂质硬化甚至溃疡。一旦出现上述情况，不但会增加手术难度，而且已经破损的皮肤失去弹性，即使进行了手术，也几乎不可能完全恢复。

防止外伤

有出血风险的患者，要保护局部，避免外伤。避免用力擦拭，远离树枝和墙角等危险物。

及时处理

一旦发现出血，应立即抬高患病肢体，降低局部静脉血压。首先用纱布摁住伤口，然后加压包扎，到医院做进一步处理。如果静脉的破口清晰可见，肉芽覆盖困难，可以先做简单的外科缝扎止血，然后做进一步的根治性手术治疗。

当然，患者应该在二期到三期进行治疗，防患于未然最重要！

◎ 下肢皮肤发黑要考虑心源性因素

刚到沈阳静脉曲张门诊时，遇到这样一个患者，他是位八十多岁的老人，女儿在附近军医院工作，知道张强医生集团在沈阳开展了静脉曲张专病门诊，就第一时间赶来治疗。

最近一年来，老人出现小腿部位皮肤瘙痒和皮肤颜色逐渐变黑的症状，间断会出现小腿肿胀不适，小范围出现静脉扩张，医生诊断为静脉曲张。但是因患者年龄较大，存在手术风险，所以采取保守治疗。

超声检查发现，患者腿部水肿并不严重，但足靴区皮肤颜色变化非常明显，也出现了皮肤的脂质硬化，同时可看到一些穿静脉增粗的现象。

这位患者大体符合静脉曲张或者深静脉瓣膜功能不全的症状。但比较特别的是，大部分血管没有出现曲张。

用超声的多普勒功能进行频谱检查，发现患者静脉内出现类似于动脉性的有规律的血流频谱，不符合常规的下肢静脉曲张频谱。

由于静脉血流比较缓慢且流量不足，患者在站立位条件下，如果小腿肌肉没有受到挤压，测量血流频谱时不会出现波峰和波谷的交替现象。小腿肌肉受到挤压时，会出现典型的反流频谱。

在小腿肌肉没有受到挤压的状态下，若从频谱中发现波峰波谷的交替现象，说明心脏可能存在问题。追问了患者病史，了解到这位老人曾经患有风湿性心脏病和心脏瓣膜功能不全。这样就可以解释患者血流频谱为何出现异常了。

从这个案例我们可以看出，单纯下肢静脉曲张导致的水肿和心脏功能不全引发的水肿，有一定的相似性，但是发病根源有很大区别。

人类从四肢行走进化至直立行走后，久站使得小腿静脉的压力增高，出现下肢静脉性水肿的概率较其他动物明显增加，患下肢静脉曲张的概率达 10% 左右。相当部分人群会受到下肢水肿的干扰。临床往往表现为小腿酸胀无力，在久站久坐之后更容易出现。

随着病情的进展，患者可能出现小腿皮肤湿疹、色素沉着以及皮肤脂质硬化的症状，甚至在此基础上形成溃烂，也就是我们熟悉的老烂腿或者臁疮腿。

下肢静脉性水肿的根源，主要是下肢静脉高压或者因静脉高压导致静脉内瓣膜功能不全，增加了毛细血管的通透性，从而引发体液积聚在血管之外的组织内，最终形成下肢水肿。

心脏功能不全导致的小腿水肿，在形成机理上与下肢静脉性水肿有共性。也是因为静脉血液回心受阻，从而形成静脉内高压，进而出现静脉性水肿。其根本区别在于心脏功能是否存在异常。

心功能不全导致的下肢水肿，多发生于老年人群。患者往往存在心脏病病史，水肿多为双侧，在足靴区呈现出指凹性水肿，小腿表面血管的静脉曲张并不明显。

医生在临床鉴别时，若遇到上述类型的患者，要多加注意。心脏功能不全的患者，其治疗的核心是纠正和改善心脏功能，而非治疗静脉曲张。

　　小腿皮肤颜色改变乃至出现溃烂的患者，可以通过压力治疗改善其临床症状，缓解酸胀不适的感觉，提高患者生活质量。

　　在条件允许的情况下，可以采用心脏瓣膜修复手术改善心脏功能，在根本上解除患者下肢静脉高压。

　　上文患者已八十有余，手术治疗的风险较高，因此采取了压力治疗的方案。

　　其实，导致下肢水肿的原因还有很多，例如肝功能异常导致的低蛋白血症和肾脏功能不全导致的水肿。还有一些比较容易混淆的导致下肢水肿的原因，如药物性水肿和外伤性水肿等。

　　医疗无小事，需要医生充分、仔细地鉴别。

第三章

下肢血栓的几种常见病

下肢的几种常见血管疾病，轻者影响患者的生活质量，重者甚至会威胁患者的生命。

我们一定要正确认识这些疾病，做到科学防治。

◎ 人体的"第二心脏"

近年来，人体的"第二心脏"这一概念在社会上开始流行，大大小小的医学会议和健康养生论坛都有提及。

在信息时代，知识传播的速度加快。在传播过程中，不免会出现有意无意地失真。很多人说人的第二心脏是脚，同时也有一套复杂有趣的理论。

那么，医生怎样看人体的"第二心脏"这一概念？

想要了解这一概念，还要从人体的血液循环说起。

血液循环系统是人体生命运转的核心系统之一。

血液周而复始地循环于全身各个角落，引发人体的各类化学反应和新陈代谢。一旦循环停止，各个器官在短时间内会丧失功能，甚至再也无法恢复。

例如人类大脑中的神经中枢，一旦血液循环停止，只需短短几分钟人就无法复生。

维持人体血液循环系统正常运转的器官有两个，心脏和血管。

很多朋友可以准确说出心脏的位置在左胸部、乳头旁，也可以通过摸手腕处的桡动脉搏动，间接感知心脏搏动。

心脏是一个动力器官，推动血液在血管里持续流动。从一个人出生到离开这个世界，心脏在不间断工作。它是一个由肌肉组织构成的泵血器官，简称心泵。

人体的复杂性决定了心脏和血管的复杂性。为了方便读者朋友们理解，这里把人体比作汽车，心脏就是发动机，血管就是车内的油路。

血管分为动脉、静脉和毛细血管。

动脉从心脏发出，把血液输送给各个器官、组织和细胞。静脉负责回收人体所有的血液再流回心脏，储存功能强大，其中的血量可以占人体总血量的60% ~ 70%。

毛细血管是动脉和静脉之间非常细小的连接血管。最细小的毛细血管，其管道直径只能容纳一个细胞，直径以微米为单位。

既然动脉输送血液靠的是心脏的搏动，那么血液流回心脏的动力源于哪里？

汽车发动机是维系汽车运转的核心，维系人体血液循环运转的器官，却并非只靠心脏。

心脏扩张时，本身就会有一个回吸作用，可以帮助静脉血液回流，但是这个力量远远不够。静脉还需要借助其他力量，帮助运输全身五分之三的血量。

◎ 血液回心的方式

其他的力量包括以下几个方面。

·体位的变化

人体在心脏平面以下的体积较大，容纳的血量多。受到重力的影响，人平躺时回心血量会增加；倒立时，回心血量是最大的，也最考验心脏的能力；无论是站还是坐，肢体下垂时回心血量减少。

医生会嘱咐心衰患者双腿下垂，目的就是减少回心血量。血量减少，就减少心脏的负担。

·呼吸运动

呼吸运动有自主的节律性，人在正常情况下一直在进行呼吸运动。同时，人们也可以主观控制，自由进行深吸深呼的动作。

肺脏帮助人体提供氧气，在肺内形成气体交换。在吸气过程中，胸腔内的容积增大，产生负压，吸纳部分静脉血液。所以呼吸运动间接成为静脉血液回心的助力。

·骨骼肌的挤压作用

女士嘟嘟嘴、眨眨眼或者歪歪头来个自拍；男士在镜子前展示胸肌和肱二头肌，体现自己的强壮；人们蹬自行车、散步和打球等各种各样的运动，都离不开肌肉。

收缩全身肌肉体验运动的快乐时，肌肉间的大小静脉会受到挤压，血液会加速向心脏方向流动，进而加速人体的新陈代谢。所谓"生命不息，运动不止"，就是这个道理。

值得注意的是，不管是心脏运动还是呼吸运动，都有一定的自主节律，不需要大脑主动控制心跳或者呼吸。而肌肉组织大部分是接受大脑发出的命令去运动的。

如果想达到运输血液回心的目的，全身肌肉运动就可以做到，但是必须由人们主动去做。

人体可以控制的骨骼肌有 600 ~ 700 块，这些肌肉中对血液循环影响最大的那块肌肉，来自小腿。

观察一下动物世界，我们会发现虎、豹、豺和狼等动物，都没有像人类这样发达的小腿，猴子小腿也比较细。在与人类最为近似的猩猩身上，可以看到相对粗壮的小腿。

人类从四只脚爬行演化成两只脚站立，双手得到自由，造就了现代文明，小腿的功劳不可小觑。

观察人体行走时的小腿肌肉，可以发现它时而膨胀时而收缩。

在这一部位的静脉内，每间隔约 5 厘米就有一个防止血液逆流的瓣膜。静脉血管内的瓣膜和外部的肌肉组织，共同组成了一个让血液有序回心、避免反流的装置。其原理和心泵有异曲同工之处，医学上称之为肌泵或者静脉泵。

因此从血液循环和人体解剖角度来看，人体的"第二个心脏"这一称谓，非小腿莫属。

◎ 要善于利用"第二心脏"

我与颇有名气的老同学聊天，说起中国肺栓塞的发生率和死亡率均明显高于世界平均水平，分析原因是国人医疗知识匮乏，在患者护理的细节上存在不足。

肺栓塞的发生，和被封为"第二心脏"的小腿肌肉有很大关系。

要了解这个问题，还要从人体的肌肉泵说起。

独特而发达的小腿肌肉群，很好地支撑着人类直立行走。

肌肉和深浅静脉内的瓣膜一起，组成了复杂而有效的机械结构。行走时肌肉收缩，使下肢大量积聚的血液挤压至心脏，发挥了泵的作用，我们称其为肌泵。

肺栓塞是医生和患者谈之色变的"杀手"，是临床危重症之一，医生给它起了个优雅却狰狞的名字，Slience Killer（沉默的杀手）。

在全球心血管病死亡事件中，心脑血管疾病死亡率占第一和第二位，肺栓塞占第三位。

若把心脏比作发动机，肺脏就是专门往血液内加氧气的器官，用来提高血氧含量。心肺之间连接的血管就是肺动脉和肺静脉。

肺动脉是心肺循环这个管路中最脆弱的一环，一旦被异物堵塞，没有空气和血液的混合，发动机会立即熄火，危险性不言而喻。

肺栓塞恰恰就是肺动脉被堵塞的状态。

由于现代医学技术的进步，出现肺栓塞后即刻进行治疗的患者，死亡率可以从未治疗前的 25% 降低至 5% 左右。

究竟是什么堵塞了肺动脉？

堵塞血管的东西，我们称之为栓子，主要成分就是血栓。在前文中提到，经典的血栓形成三因素是高凝状态、血流缓慢和血管损伤。

在医学治疗中，存在各种血栓诱因，例如打一天麻将、坐了三天火车、静脉曲张放血治疗、针灸推拿后、跷着二郎腿玩电脑和柔道高手不小心扭伤脚踝等，这些诱因可以归在三大因素中。

在临床中，妇科、骨科手术和肿瘤患者，还有老年卧床患者，都属于肺栓塞的高危人群。他们活动不便，血流容易淤滞。同时，肿瘤和手术本身也会启动身体的凝血功能，增加高凝的风险。

我们在生活中面临着许多形成血栓的因素，会诱发下肢静脉血栓形成，导致肺栓塞。面对这种随时可能遇到的危险，除了依靠医生的帮助，还有一些行之有效的预防方法。

据统计数据表明，90%以上的栓子来源于小腿。知道了血栓的主要来源，预防措施就呼之欲出了。

血流缓慢是引发小腿血栓的主要原因。加速血液流动是最简单直接的预防措施，也容易操作。

血管外科医生经常对患者强调，要通过以下措施预防小腿血栓的形成。第一，主动收缩小腿肌肉，多走路或做踩刹车动作，目的是让小腿部位的肌肉收缩，促进小腿静脉血液循环；第二，多饮水，饮水可以稀释血液，降低血液的高凝倾向，降低血栓发生率。

做到这两点，可以大幅降低血栓发生率，提前预防肺栓塞。

如果你是一名外科医生，遇到有血栓高发因素的人，尤其是术后患者，要鼓励他早下地、多运动，告知患者踝关节屈伸锻炼的重要性。

如果你是一名妇科医生，要手把手做示范，告诉准备做妈妈的患者如何让她的小腿动起来，或许能给母子带来健康。

如果你是一名孕妇，不管是剖宫产还是顺产，都要让小腿动起来。若家中老人告诉你要休养生息坐月子，你要勇敢地说不。个人的健康，在很大程度上是由自己掌握的。

如果你在狭小的交通工具中感到不适，让小腿动起来。也许无形中你已经幸运地躲过了这个"沉默的杀手"。

如果你在觥筹交错、烂醉如泥的生活中挣扎，躺下时要注意姿态，不要压到四肢。不规律的生活在伤害你，但是一定不要让它伤害你的身体。

◎ 下肢深静脉血栓形成

下肢深静脉血栓形成是导致肺栓塞的主因之一。

下肢深静脉血栓形成，是血液在下肢深静脉系统内不正常凝结、堵塞血管，导致静脉回流障碍的一种疾病。

血管流动类似于河流，血栓形成类似于河流被淤泥堵塞。

这种疾病不管是在家庭还是在医院，都有相当多的患者人群。肺栓塞是心血管领域的第三大致死性疾病，主要是由下肢深静脉血栓形成所导致。

· 下肢深静脉血栓两大并发症

这种疾病有两种主要的并发症，分别是急性肺栓塞和深静脉血栓后综合征。

急性肺栓塞

严重的肺栓塞会威胁到患者生命，是"沉默的杀手"。后文将详细介绍这一疾病，在此不做赘述。

深静脉血栓后综合征

血栓形成后，也可出现深静脉血栓后综合征，和静脉曲张的部分外在表现类似。患者会出现皮肤色素沉着和硬化性改变，严重影响病患的工作和生活，甚至有致残风险。

这两种并发症，前者发展迅速，后者发展较慢。

100 年前提出的形成血栓三要素，包括血流瘀滞、血管损伤和高凝状态，至今还在帮助我们判断血栓成因。

例如在生活场景中进行归因，第一，血管损伤，静脉内注射刺激性溶液和外伤等；第二，血液淤滞，长期卧床，术中、术后肢体固定状态，长途旅行等；第三，高凝状态，恶性肿瘤、手术和怀孕等。

这些因素，很多是复合在一起的。例如手术合并了血管损伤、卧床后血流淤滞和手术后身体凝血机能激活导致的高凝状态，集三者于一身；孕妇合并了高凝状态和血流淤滞两种因素。

◎ 如何早期发现

静脉血栓的早期临床表现非常多样，有的患者毫无症状，有的患者会发生严重的水肿，造成的结果也有很大不同。

常见的急性深静脉血栓发作临床表现有：下肢肿胀、肢体增粗、皮温增高和足部背屈时疼痛等。

典型的水肿表现是用力摁小腿或脚踝位置会产生一

个坑，不像正常人可以很快恢复，而是像刚出锅的馒头一样，需要一段时间才能恢复平整。

据临床统计表明，50% 的患者因为缺乏特异性临床表现，仅会感觉腿部不适，主诉比较模糊，错过了早期发现的时机。

近年来，我国的临床医务工作者，逐渐提高了对深静脉血栓的警惕性，疾病早期发现比例越来越高。但是仍有 50% 的人群，没有特异性表现。也就是说至少一半人群，不会表现出典型症状。

这就证明了由于临床的复杂性，只有患者和医生通力合作，才能完成及时的诊断与治疗。

◎ 治疗方案

目前，针对静脉血栓的治疗主要有两种手段，手术疗法和非手术疗法。

手术疗法是医生通过掌握特定的技术和设备，帮助患者消除血栓、开通血管，积极解决血栓问题。

下肢深静脉血栓范围广、短期内造成严重肢体肿胀的患者，在早期采用的治疗方式是手术取栓。目前已经转变为微创的微导管溶栓，还有更先进的导管吸栓碎栓术，必要时可以结合滤器置入手术等治疗方法。

并不是所有的医院都可以开展这类手术，也不是所有患者都适合用这种手术治疗，需要医生判断治疗指征。更多人群采用非手术疗法，主要以用抗凝药物治疗为主。

在临床治疗中，医生心里有杆秤，手术要努力取得最好的效果。保障患者的生活质量，作为治疗的最高指导原则。

◎ 非手术患者的护理要素

· 血栓患者

血栓病需要一个长期的恢复过程，从医疗照护角度分析，深静脉血栓患者应采用腿部抬高和初期卧床休息的方案。这两种方式可以缓解血栓发生时的腿部肿痛和压痛。

很多医生会严格叮嘱患者必须卧床休息，联合抗凝治疗防止血栓由静脉移位到肺动脉，导致肺栓塞，甚至严格到大小便都要在床上进行。

很多得了血栓的患者，从会走路开始就再也没有体验过在床上大小便，因此开始和医生斗智斗勇。医生认为这些患者太不听话。而患者明知医生是为自己好，仍会偷偷下地方便。

但是在医疗界，严格卧床、禁止下地的方式受到争议。最新的临床指南建议，范围比较小的下肢深静脉血栓，早期下床对患者恢复有力，他们可以下地活动。

西班牙一项前瞻性研究证实，卧床休息并没有降低肺栓塞的发病率，没有显著影响肺栓塞的风险。这意味着卧床行为本身，不会降低肺栓塞的发病率。

研究还表明，相对于单纯的卧床休息，早期下床活动可以促使腿部肌肉收缩，缓解患者疼痛肿胀的问题。

因此，越来越多的医生开始支持患者早期下床活动，保证患者的生活质量，尽快恢复功能。

· 下肢血栓合并有肺栓塞患者

很多肺栓塞患者临床症状并不典型。综合来看，单纯的门诊治疗在某些患者群体中是可行、有效和安全的。

国内目前倾向于住院治疗，这是出于谨慎，也是国内外医疗政策不同造成的结果。

· 是否一定要置入滤器

滤器也叫滤网，它像一个筛子，主要放置在肚脐下方的腔静脉内。如果血栓脱落，正好可以将它阻隔在滤器上，避免直接堵塞在肺动脉内。

使用滤器是为了防止肺栓塞发生。但是这项措施不是直接治疗深静脉血栓，而是指向并未发生的血栓脱落风险，是一项防患于未然的措施。

这是防患于未然，但也存在浪费医疗资源的可能。

许多回顾性研究，目前得到的结论是不支持下腔静脉滤器的频繁使用，必须严格限制使用条件。不能见到下肢血栓就立即进行置入滤网的手术。

这种滤器从使用时间上分为两种，一种是短期临时使用，一种是永久使用。

植入永久性滤器，在放置 2 ~ 8 年后，会增加深静脉血栓的发生率，所以在临床上永久性滤器的使用逐渐减少。在需要时尽量使用短期内可以回收的滤器，减少体内异物的留置，防范未来可能发生的风险，对一些年龄不大的患者是有益的。

◎ 深静脉血栓的中长期护理

长期来看，深静脉血栓后遗症有一定的发病率。

这一疾病的中长期护理，主要针对的是深静脉血栓后综合征 (PTS)。PTS 可以表现为腿部肿胀、疲倦、胀痛、色素沉着、湿疹和皮肤溃疡等。有相当部分人群，会导致肢体活动能力下降。

从统计学上看，其发生率在 7% ~ 82%。其差异范围较大，与不同文献统计的症状和体征范围有关。

护理此类患者，医学上主要采用压力治疗方案。

有文献报道称，穿着压力为 30 ~ 40mmHg、覆盖小腿的弹力袜两年，可以降低 50% 的 PTS 发生率。其核心原理是弹力袜提高了小腿肌肉泵的效率。因此，许多医院把穿着弹力袜作为护理的重要方式之一。

相比较单纯的卧床休息，使用弹力绷带加压包扎或弹力袜，可以改善患者的疼痛和肿胀，也可以抑制血栓增长，降低深静脉血栓的再发生率。所以医用弹力袜是有效的 PTS 护理方式之一。

值得注意的是，一些原本只能在医院使用的加压气泵，因为价格逐渐降低，现在也可以在家庭中使用。这对提高患者的生活质量很有帮助。

因此，医护人员在治疗和护理深静脉血栓患者时，要注意警惕高危患者，尤其是住院期间的患者，要对下肢深静脉血栓（DVT）保持警惕性。如患者有单侧腿部酸痛不适伴有肿胀，要第一时间识别。

已经形成血栓的患者，在进行充分抗凝后，可以允许下地活动，减少生活上的不便。要充分利用小腿肌肉泵功能，促进患者恢复。

医生在治疗时要慎重考虑滤器的使用，严格控制治疗使用范围。如确需使用，尽量选择短期内可以回收的类型。

压力治疗是 DVT 的重要治疗手段，长期使用可以改善患者小腿的酸胀不适感，还可以预防 PTS 的发生。主要工具是医用弹力袜和医用气泵。

◎ 什么是肺栓塞

肺栓塞在教科书上的概念为：各种内源性或外源性栓子阻塞肺动脉，引起肺循环和右心功能障碍的临床综合征。栓子包括血栓、脂肪、羊水、空气和肿瘤等。

不必严格区分栓子形成的内源性或外源性因素，要注意的关键是肺动脉被栓子堵塞。

肺动脉是人体进行气体交换的场所，一旦出现问题，人就像被掐住了脖子，突然间无法呼吸。血管堵塞，气体交换终止，轻者憋气、难受，重者直接致死。

最常见的导致栓塞的病因是深静脉血栓，栓子绝大部分来自下肢或盆腔。

这些血栓从小腿静脉脱落后，随着血液循环穿过心脏，进入肺动脉主干及分叉处。一旦造成堵塞，患者会产生胸闷憋气的感觉，身体自动拉响警报。

形成静脉血栓的原因有很多，例如下肢静脉曲张、手术后、恶性肿瘤、长途航空或乘车旅行（经济舱综合征）以及长期卧床等。

◎ 如何识别肺栓塞

在诊断学教科书上，典型的肺栓塞三联症：胸痛、咯血和胸腔积液。在实际生活中，有典型临床表现的患者并不多。如果说典型的肺栓塞是能看到的冰山，那么大量不易察觉、没有任何临床症状的肺栓塞，就像海平面下方看不见的部分。

有典型表现的肺栓塞患者有一个共同特点，单侧腿部出现肿胀不适，在此基础上出现胸闷憋气。

因此，如果患者腿部受伤或长期卧床时，出现腿部肿胀增粗；有形成血栓的高危因素；合并有胸闷、气短和胸痛。一旦具备以上三点，就要高度警惕肺栓塞发生的可能，应及时到医院找专科医生进行筛查。

◎ 肺栓塞的治疗和护理

临床上致死性的肺栓塞毕竟是少数，虽然有风险，但大部分不至于威胁到生命安全。如果能提早发现治疗，对患者造成的损伤更小。

患者在医院经过超声或 CT 检查后确认为肺栓塞，医生会建议患者卧床、进行吸氧和抗凝治疗。如果栓子比较大，堵塞范围广，还要给予溶栓治疗。

溶栓治疗分为两种：一种是通过静脉输液进行全身性溶栓，这种操作风险小，容易实施；一种是在血管造影下，给患者肺动脉内直接溶栓。

肺动脉直接溶栓是有创操作，需要成熟的血管外科医生在大型 X 光设备（DSA）辅助下完成。

大部分症状不严重的肺栓塞患者，通过单纯的抗凝治疗可以达到不错的效果。

目前，有一种预防肺栓塞的方法叫下腔静脉滤器植入术，目的是通过机械阻挡的方法来预防栓子脱落。因为该手术简单微创，医患都容易接受，被广泛应用于实际诊疗中。

不是所有患有深静脉血栓的患者，都需要进行此手术。如果是单纯的小腿静脉血栓，通过抗凝治疗就可以有不错的效果。

滤网属于异物，虽然可以在短期内预防肺栓塞发生，但长期放置可能导致血栓复发。所以要严格掌握其适应证，不能一放了之，这已经成为血管外科医生的共识。

肺栓塞因其缺乏特异性的临床表现，在血管外科被称为"沉默的杀手"，如没有足够的警惕性很容易被忽略。因此，医生和患者都要提高警惕。

◎ 浅静脉炎的分类

浅静脉炎可细分成不同类型，要根据不同类型采取不同措施进行治疗。

· 药物性浅静脉炎

此类主要由静脉注射引发，有药物因素，也和穿刺有关。

一些特定药物如化疗药物、抗肿瘤药物、扩血管药物和临床应用含钾溶液等，对血管有刺激作用，会产生血管炎性刺激，长期用药后，容易引发浅静脉炎。

输液时穿刺比较细的血管，输液速度过快或药物浓度过高，都会增加浅静脉炎的发生率。

此外，在寒冷环境下或药物温度较低时，血管容易痉挛，增加药物在血管内的残留时间，提高浅静脉炎的发生概率。

药物性浅静脉炎的治疗

临床上容易出现浅静脉炎的药物，进行治疗前要对患者做输液前说明，告知可能会遇到的问题。和患者及时做好沟通，即使发生浅静脉炎，患者也容易接受。

医护人员在给患者输液时，要调整药物浓度和注射速度，保证温度适宜和规范化用药，减少不必要的药物注射。

患者自己也要了解，自行调快输液速度非常危险，不仅会提高浅静脉炎的发生率，还可能会诱发心衰。更危险的是，如果出现药物过敏，更可能引发严重后果。

输液时穿刺点可以选择比较粗、直的血管，避免反复穿刺一根血管。同时，穿刺时要尽量选择上肢血管，因为下肢静脉内瓣膜较多，血流缓慢，药物残留时间长。

输液后，用盐水冲洗血管可以降低浅静脉炎的发生率，也可以避免不同品类药物之间发生反应。

· 静脉曲张型浅静脉炎

静脉曲张的患者容易形成血栓性浅静脉炎。

发生曲张的浅静脉，血流呈瘀滞状态，流动缓慢，皮肤防御功能降低，可能突发形成血栓，并反复发作，导致皮肤变黑或形成溃疡。

一些常见动作，例如强力按摩血管、穿刺等，都可以造成血管损伤，增加血栓的发生。这也是不提倡对曲张明显的血管进行按摩或穿刺的原因。

静脉曲张形成血栓的过程，比较容易注意到，一般表现为原来曲张的血管团突然变硬，出现红肿和疼痛等症状。

针对浅静脉新发血栓，有些治疗理念，习惯于先进行一段时间的保守治疗。往往会进行抗菌治疗，血栓面积大的患者还要进行抗凝治疗。事实上，此类血栓属于无菌性炎症，绝大部分不需要使用抗生素。

新形成的浅静脉血栓，一旦通过静脉主干蔓延至深静脉，可能因血栓脱落诱发肺栓塞。所以患者要在血栓初步形成时，尽快进行手术治疗，及时解除血栓蔓延的风险，避免色素沉着或皮下脂质硬化等诸多后遗症。

· 游走性浅静脉炎

"游走"二字说明这一疾病是在不同部位反复出现的浅静脉炎。全身各处静脉都有可能发生，多见于下肢。

临床发现，此类浅静脉炎与内脏癌肿、自身免疫病和血栓闭塞性脉管炎等有密切联系。

因此，医生遇到这类患者应引起警惕，仔细排查有无内脏肿瘤或血栓闭塞性脉管炎等疾病。

· 胸腹壁浅静脉炎

这也是比较常见的静脉炎类型，多见于肥胖及缺乏锻炼的患者。在用力牵拉上肢后，出现患侧胸、腹壁疼痛，上肢上举或外展时疼痛加重。

检查时可发现胸腹壁有一硬韧索条，皮肤绷紧后，可见索条处有凹陷或隆起。这一情况本质上是血管出现了非常轻微的损伤，导致局部小血栓，对人体影响较小。

很多人听到血栓二字就会非常担心，即使只是浅静脉血栓。

其实下肢静脉血栓分为浅表和深部，深部静脉血栓的风险相对较高，浅表静脉血栓的风险要低很多。医生一般认为影响不大，但是患者如果对此不了解，无法消除焦虑，会担心血栓蔓延到肺部或掉到脑血管里导致脑梗。所以医生向患者解释清楚，也是非常有必要的事情。

不管是哪一种浅静脉炎，引发的疼痛大多可于两周左右自行缓解，有索条状物的情况可能持续时间较长。

通常情况下，浅静脉炎只需要做局部热敷或理疗，也可以口服阿司匹林进行抗血小板及抗炎镇痛治疗。无需将治疗复杂化，也无须抗生素输液治疗。

曲张静脉导致的急性血栓，医生要更新治疗观念，减少抗生素滥用，尽快通过手术消除血栓蔓延风险。

◎ 动静脉血栓的区分

前文详细讲解了深静脉和浅静脉血栓，但动脉内的血栓风险更高。

一位门诊患者问我："我以前有过下肢深静脉血栓形成的病史，以后会不会截肢？我家有亲戚得了血栓，最后就截肢了。"

以前也有患者朋友问过我类似的问题：会不会导致脑血栓，会不会导致偏瘫，会不会导致脑梗死？

如果不能彻底理解这类问题，很多人会根据自己了解的碎片化信息，担心自己出现严重问题，误认为会导致偏瘫或截肢，甚至是死亡。这会加重他们的心理负担，影响生活质量。但是又没有可靠的信息渠道来解释这些疑问。

事实上，尽管动脉血栓和静脉血栓都属于血管病，会导致很多疾病的发生甚至是死亡，但这两种类型血栓的区别非常大。

· 动脉血栓

动脉血栓形成的位置主要在心脑血管和四肢血管的动脉中，是诱发急性心肌梗死、缺血性脑卒中和肢体坏疽的最常见原因之一。

大多数动脉血栓的发病原理，是在动脉粥样硬化斑块形成的基础上，斑块出现破裂，斑块的核心致栓性物质暴露于血液中，引发血小板聚集和纤维蛋白形成，进而形成大量血小板血栓。这些血栓暂时或永久性阻碍血液流动，导致受血器官或肢体的损害。

简单理解，就是动脉血管被堵塞了。

从血栓成分看，动脉血栓富含血小板。动脉急性血栓，颜色会发白一些，被称为白血栓。

· 静脉血栓

静脉血栓发病率高，起病原因隐蔽。它的主要发作部位是下肢，因此被称为下肢深静脉血栓。急性期可以导致肺动脉栓塞，在临床上越来越受重视。有些患者进入慢性期后，会出现深静脉血栓后遗症，严重影响患者生活质量。

因为人体解剖结构的原因，最严重的静脉血栓类型会累及肺动脉，一般不会累及颅脑，除非是解剖结构存在异常才有可能发生，概率相对较低。

相对于动脉血栓而言，静脉血栓很少发生在明显的血管损伤破裂处，多发生在手术创伤后或继发于留置静脉导管。也有一些静脉血栓的发生根本找不到原因。

静脉血栓会在小腿深静脉瓣的瓣尖或肌间静脉丛的静脉窦内形成，尤其是在小腿位置的比目鱼肌和腓肠肌位置。

瓣膜是保证血液向心脏方向单向流动的阀门，有其重要的功能，但客观上也是血流的一种阻碍。血流通过这些静脉瓣或静脉窦时，容易出现乱流现象，更易引发血栓。

病理生理学角度认为，静脉中的缓慢血流使滋养血管瓣膜尖的养分减少，分布于瓣尖的内皮细胞被激活，在细胞的表面形成黏附因子，从而导致产生组织因子的靶细胞和微颗粒黏附于活化细胞，诱发凝血反应。

由于血流缓慢，活化凝血因子的清除率降低，进一步促进了局部血栓的形成。这些血栓会向近心端发展延伸，血栓的碎片脱落并游走到肺部，导致肺动脉栓塞。

从血栓的颜色来看，静脉血栓的主要成分是纤维蛋白网中的红细胞，含有相对较少的血小板，所以被称为红血栓。

红血栓和白血栓并非截然不同，动脉血栓更多的是混合血栓，头端是白色，后续蔓延的血栓是红色。

因为血栓成分不同，动脉血栓和静脉血栓的治疗方法也有差异。

针对凝血过程的药物主要分为三种类型：抗血小板药、抗凝血药物和纤维蛋白溶解药物等。针对不同的作用靶点产生不同的效果。

药物治疗的主要目的是防止血栓形成，降低血栓再发生概率，最大限度溶解已经形成的血栓，达到血管通畅的效果。

血小板是动脉血栓的主要成分，所以在抑制或治疗动脉血栓形成方面，主要用抗血小板药物。急性动脉血栓形成，可以应用抗凝药物和纤溶药物。

抗凝剂是预防和治疗静脉血栓的主要药物。因为纤维蛋白是静脉血栓的主要成分，这种情况下抗血小板药物的效果不及抗凝剂的效果好。

◎ 血栓形成因素

血管主要分为动脉和静脉，是人体供应营养物质的管道。管道一旦堵塞，后果严重。

前文讲到，动脉血栓的形成主要由于血管壁出现脂质沉积，造成血管的狭窄和闭塞，在此基础上形成斑块的脱落或者血栓；静脉内一般不会出现硬化斑块，主要是形成血栓。动静脉血栓的风险也不一样。

一位名叫 Virchow 的德国医生，在 1856 年阐明了肺栓塞的病因，即静脉内发生的血栓，特别是四肢静脉血栓，会移位并迁移到肺血管系统。他在详述肺栓塞的病理生理学时，提到了许多导致静脉血栓形成的因素。这些因素最终被称为 Virchow 三要素。

这三要素在前文介绍过，血液淤滞、血管损伤和自身高凝状态。此三要素目前还在应用中，是临床医生和病理学家理解血栓形成因素的概念依据。

随着时间的推移和研究的愈加深入，在 20 世纪，从分子和基因层面进一步阐述了血栓形成的原因，仍然在这三要素之内。

虽然血栓形成的三要素是以 Virchow 的名字命名，但并非由他一人完成，而是同时代的医生共同深入研究并达成共识，并在 20 世纪 50 年代最终得到确认。

如果从更细节的角度分析发生血栓的因素，可以分为先天性因素和后天性因素。

先天性因素指出生时就有的问题，往往和基因的继承或突变有关。后天性因素往往由一些疾病或特定的生活状态所引起的。

先天性因素主要包括以下几方面。

抗凝血酶缺乏，先天性异常纤维蛋白原血症，高同型半胱氨酸血症，抗心磷脂抗体阳性，纤溶酶原激活物抑制剂过多，凝血酶原 20210A 基因变异，Ⅷ、Ⅸ、Ⅺ因子增高，蛋白 C 缺乏，V 因子 Leiden 突变（活化蛋白 C 抵抗），纤溶酶原缺乏，异常纤溶酶原血症，蛋白 S 缺乏和Ⅻ因子缺乏等。

后天性因素主要包括以下几个方面。

髂静脉压迫综合征，损伤，骨折，脑卒中，瘫痪或长期卧床，高龄，中心静脉留置导管，下肢静脉功能不全，吸烟，妊娠，产后，Crohn 病，肾病综合征，血液高凝状态（红细胞增多症、骨髓增生异常综合征），血小板异常，手术与制动，长期使用雌激素，恶性肿瘤、化疗患者，肥胖，心、肺功能衰竭，长时间乘坐交通工具，口服避孕药，狼疮抗凝药物，人工血管或血管腔内移植物，VTE 病史和重症感染等。

将这些因素全部记下来不容易，细心的朋友可以简单对照一下，看看是否有可以参照和注意的地方。

对年轻的、反复出现静脉血栓的患者，要充分考虑他是否患有易栓症，很可能存在先天性因素。患者的病史也很重要，例如是否口服过避孕药或有没有家族高发的病史等；对中老年患者，特别要重视肿瘤的可能。

这些细分的原因在临床上很难查清，有些指标即使是发现了异常，也不能完全证明是此指标造成的，往往将它作为一个叠加因素。

在治疗时，使用药物的种类及剂量对治疗效果的影响不会特别大，只是抗凝药物使用的剂量、时间和疗程有差异。

◎ 是否能快速清除血栓

一旦发生血栓，人们会比较紧张，担心管道闭塞或引发其他问题，因此经常会问能不能清除这些血栓？

这种心理完全可以理解，血管内有杂质，必须除之而后快。

在市面上，各种号称可以清除血栓的药物和食疗谣言满天飞。虽然大多是谣言，但说明了一个事实，那就是血栓害人的概念已经深入人心，引起了人们的重视。

现实中很多人谈血栓色变，担忧会不会突然偏瘫，会不会发生心梗等问题。总是处于这种心理负担中，人们容易失眠或焦虑，势必会影响生活质量。

其实人体内有一个凝血——纤溶平衡系统，在体内不断交替发生作用。例如血管受到损伤，凝血功能启动，帮助修复血管；血管修复完成后，纤溶系统发挥作用，防止凝血功能持续发挥作用，产生不必要的血栓。两个系统交替工作，达到互相制衡的作用。

血栓的形成和溶解不断发生，是身体的自发维护，我们不易察觉而已。

如果出现较大范围的血栓，身体内的这种平衡将无法发挥作用，需要求助于药物或手术等手段进行治疗。

清除血栓不是一件容易的事情。人体的血管属于一次性用品，不像生活中的下水道，可以更换一段崭新的管路。即使目前的人造血管可以用于血管移植，但主要是应用于从心脏发出的大血管。目前还没有一种完美的替代品，可以替代原装零件的优势。

· 血栓的清理

在清理血栓时，医生需要综合考量以下几点。

根据后果进行判断

如果血栓范围较小，不影响生活质量，就不需要过多干预；如果血栓范围较大，不处理会严重影响生活质量，就必须进行治疗。

考量血栓的发生位置

可选择一些治疗效果较好的技术，降低患者风险。

例如腹腔内门静脉血栓或肠系膜静脉血栓，绝大部分患者只需采用抗凝治疗，介入干预风险较高；下肢深静脉血栓，在现有的技术和设备条件下，具备了部分清理的可能，因此很多医生采用更加积极的方式进行清理。

考量血栓的发生时间

医生在治疗中，要先了解血栓的发生时间再进行医疗决策。根据血栓的发生时间，分为急性和慢性血栓。

一般认为，血栓形成之后两周内的血栓是急性血栓，两周以上的血栓是慢性血栓，这是医生进行决策时的一个考量因素。这种分期方法只是临床医生的一个基本共识，两种无法截然分开。

新发生的血栓，可以通过抗凝的方式来预防血栓蔓延，因为在治疗的同时，我们身体内也启动了纤溶系统，进行自我修复。如果血栓范围大，我们可使用溶栓药物。

根据病情的后果和技术能达到的目的，衡量治疗是否能真正帮助到患者，是医生要考虑的核心问题。

并不是说发现血栓就一定要做手术清理。要注意患者手术治疗的效果，能较大提高患者生活质量的手术才有意义。

医生在治疗时要注意区分抗凝药物和溶栓药物。抗凝药物主要是为了预防血栓蔓延。而溶栓药物是为了尽量溶解掉已经发生的血栓，争取血管再通。

抗凝药物主要有以下几种类型。

普通肝素和低分子肝素在急性期应用非常广泛。转为慢性期后，临床多使用华法林或新型口服药物利伐沙班等。

华法林是在血管外科应用比较广泛的药物之一。最开始是人们发现牛服用了被细菌感染的草木樨后出现了出血，此后在这种草中提取出有效成分，制作成药物用来抗凝。这是一种非常经典的药物，但是临床使用起来比较麻烦，需要多次验血。新型口服药物使用起来就方便多了。

溶栓药物目前主要采用尿激酶、链激酶以及一些复合制剂等。

◎ 陈旧性血栓是否会导致肺栓塞

在门诊诊疗和微博互动时，有很多静脉血栓患者咨询这个问题。

患过血栓的朋友，会担心血栓是否会脱落到肺动脉导致肺栓塞。毕竟铺天盖地的消息说肺栓塞会导致死亡。因为不清楚动脉和静脉血栓的概念，他们也会担心血栓脱落后出现肢体偏瘫，给家庭和个人带来严重影响。

事实上，随着技术和医生诊断能力的提高，血栓检出率也在提高。虽然深静脉血栓的实际数量远多于我们能发现的，但是形成严重栓塞的概率很小，尤其是进入到陈旧性血栓的阶段。因此不必过于紧张。

从临床实际来看，一旦形成陈旧性血栓，只要没有新近发生的血栓，后期脱落的风险很小，患者可以正常生活。即使腿部出现酸胀不适，也往往和深静脉血栓后遗症有关，通过压力治疗能得到大部分缓解，可以保证患者的生活质量。

将血栓完全溶解掉是一种理想化的想法。一部分患者在血栓形成后，经过一段时间血栓可以逐渐收缩，贴附于血管壁，少部分患者复查时可能发现血栓完全消失。

更多的是在血栓附壁后，腾出空间给血流让路，实现血管功能的部分再通，可以继续使用这条血管。

血管是一个网络，即使血管主干完全堵塞，没有再通的机会，人体也会生出一些新血管，绕开被堵塞的通道，保持其他部位的血液流通。这是人体自愈的一种代偿机制。

◎ 静脉受压的常见疾病

最近几年，这个话题在血管外科领域特别火。

静脉因为血管壁薄弱，压力较小，经常受到动脉和骨骼的压迫，产生一系列临床疾病。不得不说，这是人类进化中的 BUG。人类是自然界不断进化的结果，医生无法像程序员一样，看到 BUG 就重新改写。但是加深对人体的了解，会对疾病有更多的理解。

静脉受压，有四种常见疾病。

·髂静脉压迫综合征

患者如果腿部肿胀沉重感严重，生活质量得不到保证，使用医用弹力袜等压力治疗也没有得到很好改善，就需要寻求医生的协助，判断是否有髂静脉压迫综合征。这种病还有其他名字，例如 Cockeet 综合征等。使用髂静脉压迫综合征这一叫法，国人更好理解。

目前，很多前来就诊的下肢静脉病患者，包括部分静脉曲张患者朋友。在进一步筛查后，发现的确有一些患者存在髂静脉压迫问题。

在人体的盆腔位置，有几块骨头共同组成了骨盆，其中的两块髂骨，是构成骨盆的重要组成部分。和髂骨相邻的动脉和静脉，分别被称为髂动脉和髂静脉。

动脉和静脉一般是紧密地靠在一起，因为有骨骼的存在，所以给予血管的空间比较狭小，静脉往往在动脉和骨骼之间。

动脉持续搏动时静脉容易被压瘪，由此产生一系列临床表现，形成了髂静脉压迫综合征。

如果静脉仅仅被轻微挤压影响不大，但是疾病的发生并非一朝一夕，而是长期影响导致的。

静脉一旦挤压时间过长，空间越来越小，血管内甚至会产生粘连，阻挡下肢血液回流，成为血栓形成的重要诱因。

对于孕妇，医生会推荐用左侧卧位休息，尤其是子宫越来越大时。其目的是减轻子宫对髂静脉血管的压迫，进而减轻肢体水肿和预防血栓。

临床发现的疾病往往只是冰山一角，实际上很多没有任何临床症状的人群也存在髂静脉压迫问题。据统计，这类人群在正常人中占 20% 以上。

静脉受压后，血流更加缓慢，导致的结果是腿部增粗和酸胀不适，这种酸胀不适感可能会持续很多年，有的会逐渐表现为静脉曲张。

静脉受压导致血流淤滞，会增加下肢血栓发生的风险。这也是人类直立行走和平卧位睡眠等习惯的代价。

· 胸廓出口综合征

几年前，有一位喜欢健身的朋友，经常进行上肢锻炼，肩部肌肉非常发达，让人羡慕。在锻炼的过程中，他感觉自己的左胳膊有些肿，但并没有在意。

一天睡醒后，他发现整个左胳膊都水肿了。到医院检查后发现左前臂深静脉被血栓堵塞。据他回忆，可能是因为胳膊在睡眠时一直保持上举导致的。

通过核磁检查发现，他肩胛骨位置的动脉和静脉均受到压迫，但是并没有影响动脉供血，所以比较安全。

这里涉及的疾病就是胸廓出口综合征。

这种病首先由 Paget 和 Von Schroetter 于 1875年和 1884 年分别进行描述，并于 1948 年被 Hughes 命名为"Paget-Schroetter 综合征"，简称为 PSS。

PSS 常见于身体活动过度的人群。据估计其发病率在 10 万人中约有 2～11 人，男性比女性受到的影响更大。原因是肌肉、韧带和骨骼之间的空隙较小，静脉抵抗不住外部的压力，容易受到伤害。

锻炼身体是好事，但不幸的是，肌肉增大会进一步压缩静脉的空间。在某些特定体位下，静脉血液流动性差，产生了静脉血栓。

上文的那位朋友经过抗凝治疗后，症状得到缓解。他恢复后，在做上肢伸展动作时，发现动脉搏动受到影响，无法摸到搏动或搏动减弱。这代表着动脉也受到部分影响，好在对神经的影响不大。

如果神经也受到了压迫，会产生麻木或烧灼感。如果只是肢体轻微肿胀，没有其他不适，不需要再进行手术干预。

· 胡桃夹综合征

2018 年的 7 月和 8 月份，我在成都和北京之间往返出诊。在微博上，有一位女士向我咨询了一些问题。

她是一位身材苗条的姑娘，为了保持完美的体态和健康，她坚持健身，体重保持在百斤以下。但在公司例行体检时发现尿检中有红细胞，显示潜血阳性。

随着检查的深入，进一步发现可疑肾静脉受到压迫，导致肾脏的血液回流受到影响，化验时出现潜血阳性。好在她的尿蛋白和肾功能没有受到太大的影响。

她的肾静脉位于肠系膜上动脉和主动脉之间。简单说，就是静脉被两根动脉欺负了。她想解决这个问题，去了很多有名的医院，但即使在同一家医院，不同医生也有不同的看法。

有的医生推荐她进行手术治疗，有的推荐保守治疗。

这种疾病的手术治疗方案主要有两种。第一种是通过开腹手术，将受到压迫的静脉血管转移到一个比较空旷的地方，解决血管受压问题；第二种是在血管内部植入一个支架，让变窄的血管通畅起来，达到扩张血管的目的，和冠状动脉放入支架是相同的原理。

她面临着保守治疗、开腹手术和植入支架三种治疗方案的选择，没有医学知识的她非常茫然。同时她也很难理解，一家医院的医生竟然有不同的意见。

因此，她在微博上向我咨询，希望得到帮助。

这是一个静脉夹在两个动脉之间的问题，为了便于记忆，被称为胡桃夹综合征。

这一疾病我趋向于保守治疗，因为医疗的目的是提高人的生活质量。不会造成严重后果的疾病，没有必要过度干预。

如果进行开腹手术，可能会在腹部或后腰带来疤痕，还有引发腹部并发症的风险。如果进行支架治疗，处于两个动脉之间的支架，在长久挤压中可能出现断裂、移位和栓塞等问题。

即使手术不会引起任何并发症，但除了能解决压迫之外，并不能带来更多的效果，加之患者的肾脏功能正常，保守治疗是更加合理的选择。

我建议采用保守治疗方案。因为健身，患者的体重在短期之内出现了下降，那么就要进行适度增肥。目的是增加两个动脉夹角之间原有的脂肪，加强对静脉的保护，形成缓冲，减少对肾静脉的压迫。这样做她的症状甚至可以不治而愈。即使她的肾静脉因血栓导致堵塞，也还有很多侧支循环可以帮助血液回流。

在保守治疗过程中，可以通过间断检测血尿指标，监测病情进展。如果肾静脉压迫加重，出现潜血的阳性加重或尿蛋白异常，再进行治疗也是合理的。

给她讲清楚这些问题后，她的担心少了很多。后来这位姑娘进行了微创的静脉造影检查，发现静脉的受压程度没有在 CT 中显示的那么明显，最终选择了保守治疗方案。

· 腘窝限迫综合征

在临床腘窝限迫综合征非常容易被忽略。这一疾病的基本原理是小腿部位的肌腱压迫了动脉或静脉。

如果是动脉受压，可通过手术解除压迫。

静脉受压后，可能是以静脉血栓作为第一症状，表现为腿部肿胀或增粗，在常规查体中很难被发现，典型案例可通过查体和 CT 检查进行确认。

在静脉血栓形成后，是否有必要通过手术积极干预，仍然是一个有待探索的医学话题。目前这一疾病的治疗原则，与前面介绍的静脉血栓一致。

以上四种静脉受压导致的疾病，其基本原理都是因为肌肉或骨骼的共同作用，导致不同位置的血管和神经受到压迫，从而产生不同的临床症状。某种程度上讲，这是人类在进化中付出的代价。

治疗方案的选择，取决于患者本身的疾病状态和经济状况，也取决于医生的技术水平和对手术的态度。

医生和患者是相互扶持的关系。医生的治疗方案，以提升患者生活质量为根本目的。医生用自己的专业知识，帮助患者做更合理的决策。

医疗中存在着很多不确定性，患者面临这些不确定性，会有很多的疑虑和纠结，所以医生不仅是一个医病的人，也是一个医心的人。

医生不能过分依赖手中的这把刀，如果不服药或不开刀患者也能获得很好的生活质量，何乐而不为？

◎ 抗凝药要吃多久

我在深圳静脉病中心门诊，遇到了一位患者。

几年前，这位患者突然出现不明原因的左侧下肢肿胀，检查发现有深静脉血栓。考虑到急性血栓有可能引发肺栓塞，医生立即给予下腔静脉置入临时滤器治疗，两周后取出，随后给予华法林口服抗凝。

由于没有确定血栓发生的原因，他后来一直在做抗凝治疗，担心血栓脱落导致严重后果。因此他内心中始终有个结，多方求医都没有一个合乎标准的方案，日常生活受到了很大影响。

抗凝药到底要吃多久，这也是血管外科医生经常遇到的问题。

想要解决这个问题，需要先了解循证医学的概念。

循证医学（Evidence-based Medicine，缩写为EBM），意思是"遵循证据的医学"。核心思想是慎重、准确和明智地应用当前能获得的最好的研究依据，结合医生的个人专业技能和多年临床经验，同时考虑患者的权利、价值和愿望，将三者完美结合，制定出病人的治疗方案。

传统医学以经验医学为主，根据非实验性的临床经验、临床资料和对疾病基础知识的理解来诊治病人。

循证医学并非要取代传统临床技能、临床经验、临床资料和医学专业知识，它只是强调医疗决策应建立在最佳科学研究证据基础上。

深静脉血栓形成是常见病，关于抗凝药物的服用，有专门的循证医学证据给予指导。目前最新的深静脉血栓形成诊疗方案，很多医生主要采用 2016 年 ACCP 指南（《静脉血栓栓塞（VTE）抗栓治疗指南》）第 10 版的治疗方案。（ACCP 抗凝指南，是美国胸科医师协会每隔几年就会发布的，基于全球临床证据的一份材料，是医生诊疗的指导性材料。）

下肢深静脉血栓形成，治疗方案主要是抗凝治疗。早期使用肝素类药物，后期使用经典的口服药物华法林，还有新型的抗凝药物利伐沙班等。

华法林的使用需要间断采血进行指标控制。新型抗凝药物的应用更为方便，已经造福了很多患者。具体的临床效果在进一步搜集中。

即使新型药物不需频繁地抽血化验，但没有人喜欢长期吃药。抗凝治疗的期限是多久，这是最关键的问题。毕竟对普通人来说，能少吃一粒药都是好的。

在 2016 版的 ACCP 指南中，对抗凝治疗的期限是这样解读的：

1. 没有特殊原因的静脉血栓形成，采取三个月的抗凝期。特殊因素形成的血栓，如先天性的蛋白 C、S 缺乏症，可以长期口服抗凝药物。恶性肿瘤导致的血栓，推荐采用低分子肝素进行抗凝。

2. 如果是小腿肌间静脉丛血栓，血栓蔓延脱落的机会较小，甚至可单纯使用超声检测，无须用药治疗。

如果发现静脉血栓，慎重考虑，即使范围较小，许多医生还是倾向于采取基础的抗凝药物治疗。不怕一万，就怕万一。

很多患者发生静脉血栓后，医嘱会严格禁止患者下地，其目的是防止深静脉血栓的脱落。

从临床观察结果和文献来看，这部分患者可以早期下地。原因有两个，一是促进小腿肌肉的收缩，增强下肢血液循环，减少血栓蔓延；二是因为临床后果并不严重，在抗凝基础上鼓励患者下地，更有利于患者的恢复。

一般来说，医生按照循证医学的指导给患者建议，患者比较容易接受。

◎ 腿肿可能是淋巴问题

下肢水肿的原因很多，在血管外科淋巴水肿也很容易见到。

淋巴管比静脉细，在皮肤表面不易看到。但是外科医生都知道，一旦发生淋巴瘘，是一件比较棘手的事情。

淋巴管堵塞易引发水肿，淋巴管感染易引起急性淋巴管炎。丹毒就是一种淋巴管被细菌感染导致的常见病。

淋巴水肿是一种由先天淋巴管发育不全、后天淋巴液回流受阻或反流引起的肢体浅层软组织内体液积聚，继发纤维结缔组织增生、脂肪硬化、筋膜增厚及整个患肢变粗等症状的病理状态，也被称为象皮肿病。

这一疾病 90% 由后天性原因引起，例如丝虫病、感染、外伤、乳腺癌、盆腔肿瘤根治术和放射治疗后等。

淋巴水肿不仅会发生于肢体，也会发生于面部。

2018 年年底，有一位女士来门诊咨询面部水肿的问题，经过淋巴管造影诊断为面部淋巴水肿，可能是美容手术导致的淋巴管损伤，进而面部浮肿。

淋巴水肿并不少见，全世界各类型的淋巴水肿患者有 1.4 亿人，其中 2,000 万人患有乳腺癌术后的上肢淋巴水肿。

20 世纪 50 年代，我国患有丝虫病的人口为 3,000 万以上，是当时世界上这类疾病患者最多的国家。目前我国的丝虫病患者已基本消失，但是处于该疾病晚期并发肢体水肿的患者仍有百万人以上，肢体淋巴水肿的总人数大约在 300 万人以上。

◎ 淋巴组织的作用

淋巴组织的组织结构和生理功能与静脉有相似之处，都参与血液循环。

淋巴系统本身是一个独立的系统，它的主要作用是回收组织间隙的大分子物质。如蛋白质，在机体体液平衡和物质交换中发挥重要作用，同时还有过滤、防御和免疫功能。

静脉栓塞会导致水肿，淋巴管堵塞也会导致水肿，如何区分这两种水肿？

静脉性水肿，往往存在导致静脉高压的因素，如深静脉血栓形成，严重者会出现难以愈合的慢性溃疡和凹陷性水肿。

肢体淋巴水肿,有特征性的非凹陷性水肿和晚期组织纤维化造成的皮肤象皮样病变,结合淋巴造影和淋巴显像,临床诊断并不困难。

有经验的医生通过肉眼观察就可以大致分辨出这两种类型的水肿,再结合病史和超声设备检查,不易出现误诊。

但静脉性和淋巴性水肿并不能截然分开。晚期静脉阻塞或回流不畅引起的肢体肿胀,往往合并有淋巴回流障碍。因为静脉和淋巴管共同承担着防止水肿发生的机制,二者相辅相成。尤其是静脉性水肿出现后,淋巴管的回流负荷增加,长期高负荷运转会影响淋巴管瓣膜和收缩功能。

除了各种管路堵塞导致的水肿,还有很多导致肢体水肿的原因。

一是导致静脉性水肿的原因,还包括静脉曲张、瓣膜功能不全和血管畸形等。

二是女性周期性肢体肿胀,特别是下肢、踝关节、小腿和足背部等部位的肿胀,与月经变化和体内激素水平变化有关。

三是肥胖人群因为皮下组织疏松,容易积存体液,导致回流困难,也易出现肢体水肿。

看似单纯的水肿,其背后有各种各样的原因。医生诊治的过程,就是尽可能寻找出疾病背后的原因。

◎ 如何治疗淋巴水肿

淋巴水肿的治疗有保守和手术两种方法，但大部分淋巴水肿的治疗以保守为主。

保守治疗有烘绑疗法，即使用远红外或微波加热，促进淋巴液回流。如患者皮肤破溃或近期有植皮历史，不能选用此疗法。这种治疗方案不适合家用。

更简单的方法是使用间歇性气泵和医用弹力袜。这是一种典型的压力治疗方案，和静脉性水肿的治疗方案相似。

一些用来治疗淋巴水肿的药物没有获得美国食品药品监督管理局的批准，在国内也不推荐作为单独的药物使用。

手术治疗以组织切除术或重建淋巴回路为主要治疗方案。

组织切除的方法最早在 1917 年创用，特点在于尽可能去除不良皮肤和皮下组织，保留自体皮肤，避免手术创伤大和游离植皮的缺点，实现伤口尽快愈合。一般在手术后，患者的肢体体积会缩小 50% 左右，往往用于保守治疗无效且不具备淋巴回路重建手术条件患者的最后选择。

淋巴水肿对医生和患者都是一种具有挑战性的复杂疾病。

客观地说，目前医学没有办法完全治愈这类疾病。保守治疗可让大部分患者的生活质量得到明显改善，成为医患的首选。

有相当一部分淋巴水肿患者缺少社会和物质支持，或自身经济实力不足。对这些患者，采取有效措施减少感染的发生非常有必要，尤其是要预防丹毒的发生。

· 日常护理要点

在日常护理过程中，患者需要注意以下几点。

皮肤护理

要定期使用肥皂和清水清洗皮肤，在皮肤湿润时涂上不含酒精的护肤油，减少皮肤屏障破坏和皲裂的风险，避免细菌侵入。

如果有足癣等真菌感染，可以使用抗真菌药物进行控制。

抗生素

虽然要避免滥用抗生素，但淋巴管炎属于典型的细菌感染，有轻微发病倾向的肢体感染，就要及时用抗生素控制。抗生素一般要持续用 7 ~ 14 天，直至急性感染的症状和体征消失。

如果发病前已经存在严重水肿，可采用压力治疗配合抗生素治疗，加速恢复进程。

目前淋巴水肿的治疗除用抗生素抗感染，其他药物的效果有限。

注意体位

患者要注意将患肢抬高 30 ~ 45 度，这一方法对静脉、水肿和淋巴性水肿都有效。其原理是利用简单的重力作用，促使液体回流。在医院或家庭护理中，可以使用特制的腿部护垫，帮助患者抬高腿部。

针对上肢水肿的治疗，可以用上肢搁板或悬挂带，减少患者肢体下垂导致的水肿。

未做过治疗的患者，通过体位变化，一般 3 ~ 5 天就可明显消除水肿。无法抬高体位时，合适的压力治疗如使用医用弹力袜和压力绷带，也可以取得消肿的效果。

◎淋巴水肿是否可以运动

步行和有氧运动可以促进淋巴回流，是治疗淋巴水肿的重要方式之一，但效果容易被低估。其他运动也有一定效果。

很多患者常常被告知不要过度使用肢体，从而减轻受损的淋巴系统的压力。

但是一些针对乳腺癌术后患者的研究表明，乳腺癌术后伴有水肿的女性进行上肢锻炼后，虽然在淋巴循环和容量上没有明显的改变，肢体肿胀也没有消失，但生活质量明显提高。所以，我们鼓励患者进行锻炼。

一些淋巴水肿患者活动不方便，饮食结构不合理，可能在一段时间内会快速增肥。不仅因为身体上的疾病，更因为心理压力导致患者肥胖。心理压力会促使患者食量增加，不利于病情的治疗。

皮下脂肪层厚会积存液体，淋巴管网压力高更容易导致水肿，这两种因素叠加在一起，会让患者更早出现象皮肿的症状。这类患者通过减肥也能达到缓解水肿的治疗效果。

在美国和欧洲较大的淋巴疾病诊治中心，治疗更精细化。那里的医生采用肢体直径测量和容积测定技术来检测患者的病情变化。还有一些诊疗中心会采用 CT 和生物电阻抗分析的方法对患者进行检测。医生在实际制定计划时，需要考虑水肿的病因及方便使用的资源。

针对淋巴水肿，有人提出了复合消肿疗法，包括基本的四个部分：按摩促进淋巴引流、增加运动量、使用长弹力绷带包扎和注重皮肤护理。

这是目前淋巴水肿治疗的金标准，但它步骤多、涉及的治疗医生多、耗费时间长，是一种资源密集型治疗方法。如果患者要在家中长期自我管理，就需要简化治疗措施，或对患者进行培训，帮助其实现自我管理。

按摩可以有效消除水肿，其本质也是一种压力治疗。因为人体一些部位如面部、颈部、肩部和躯干，无法通过穿弹力袜或打绷带进行压力治疗。这些部位发生了淋巴水肿，按摩促进淋巴引流可以发挥一定的作用。

◎ 压力治疗注意细节

前文在讲解静脉曲张时介绍过压力治疗法，淋巴水肿的压力治疗与其有很大相似性。

人工按摩、气泵治疗和加压包扎都是有效的压力治疗方法，只是在效果大小上存在差异。能保证患者的生活质量和疾病治疗效果，才是最合适的疗法。

有足够的依从性、方便患者实施且能取得较好疗效的疗法，就是我们需要的。

弹力袜作为压力治疗中最常用的方式，有不同尺寸和材料，须按个人需要进行选择。如果患者能使用成品弹力袜最好，但是很多淋巴水肿患者患有非常严重的肢体肿胀或变形，需要特别定制合适的弹力袜。

弹力袜按其对脚踝部位提供的压力划分梯度变化，针对只需要轻压力的患者，没有压力梯度的弹力袜也可以满足需求。

治疗淋巴水肿时弹力袜和预防静脉曲张的弹力袜相比，压力要高很多。一般的顽固性慢性淋巴水肿，需要 $40 \sim 50$mmHg 的压力控制脚踝肿胀。若是位于上肢的淋巴水肿，合适的压力是 $20 \sim 30$mmHg。

弹力袜的长度在原则上要覆盖整个水肿区域，但是也要考虑患者本人的感受和身体条件。同时，也要关注疾病对患者的心理影响。

严重淋巴水肿患者，往往会寻找案头工作或坐位办公的工作，心理影响容易被忽视。有些患者会限制自己参加体育锻炼或其他运动。所以患者常常被孤独和自卑感困扰，青少年群体更是如此。

长期有体态和外形异常的患者，需要得到医生和周围人群的关注。在这个群体中，很多人经过合适的诊疗后，生活质量可以得到极大提高，可以驱散他们生活中的阴霾。

微信扫描末页二维码
向本书作者在线提问
养生保健知识随身听

第四章

动脉硬化须知

动脉是我们的生命线，是给人体提供养分的重要组成部分。动脉硬化会让我们的生命线出现问题，导致一系列不良后果。

◎ 动脉粥样硬化如何发生

有人说，如果没有肿瘤和血管病，人类几乎可以长生不老。

血管对人体十分重要。我们的身体由细胞组成，细胞要存活必须有营养和氧气。遍布全身的动脉负责将血液运送至身体各个角落，给细胞提供营养和氧气。

将动脉比喻为道路，细胞比喻为人，血液中的细胞和蛋白成分分别扮演了司机、汽车和货物的角色，目标是把货物分发给每个细胞代表的家庭。若想维持家庭衣食无忧，就需要源源不断的货物补充。

将一些比较粗大的动脉当作高速路，最小的胡同和巷道就是毛细血管。

不同直径或长度的血管，代表不同宽度或长度的道路，共同构成了一个立体的血管交通网。血液在血管内部往复流通，保障细胞的生存。

动脉是我们的生命线，若生命线出现问题，意味着会出现各种难以预料的后果。

如果血液没有将足够的营养成分或氧气供应到合适的位置，那么细胞就会因缺乏氧气和必要的营养处于困境中，产生各种不适。

如果身体某一部位突然失去营养供应，类似于某个城区突然断水断电，若未及时修复，城市必然乱作一团。若失去营养供应的状态持续下去，不久后细胞就会死亡。

例如冠状动脉流动突然中断导致的心梗和脑血管突然堵塞导致的脑梗，都是血管通路突然中断，其危险不言而喻。

所以我们想维持好自己的生命，保证血管健康，需要具备一部分基础但又特别关键的血管健康知识。

动脉粥样硬化是在悄无声息中发生的。

如果一个人发现自己皱纹或白发增多，会意识到自己正在衰老；如果腿疼腰疼，会感叹岁月不饶人。其实，感受到这些明显的衰老标志前，我们的血管已经出现了问题，只是无法自知。

解剖学上证实，一些肥胖的儿童十几岁就会在血管内壁发现脂质沉积的条纹，这代表动脉硬化已经开始。

动脉硬化不是中老年人的专利，只是中老年人更容易发现。当下有很多青年出现动脉血管病，往往代表着在日常生活中存在保养误区。

医学界在1904年开始使用动脉粥样硬化这一术语，阐明了动脉僵硬和脂肪变性存在莫大关系。

动脉管壁分为三层，由内而外，分别为内膜、中膜和外膜。

动脉粥样硬化，是脂质和纤维样物质沉积于内膜层，部分涉及内膜和中膜，最终让血管变硬变脆的一种疾病。正如一个胶皮管在日光下暴晒，会直接影响到它的使用寿命。

继续以橡胶做比喻，管路老化最终会产生两种结果：一种是类似于轮胎在高压下膨胀、爆裂，因此产生了动脉瘤或动脉夹层瘤，这是导致胸腹动脉瘤的基础；一种是沉积的物质越来越多，导致血管变窄和堵塞，因此产生了动脉硬化闭塞，这是导致心梗、脑梗和下肢动脉硬化闭塞症的基础。

动脉粥样硬化是可以提前干预的。

如果将人体比喻成一辆汽车，如果想长久行驶，需要有一段很好的磨合期。在使用过程中，也需勤保养，否则容易提前报废。动脉作为供应营养的管路，常年在油脂较高的环境中浸泡，会沉积垃圾，出现各种各样的问题。

所以我们在日常生活中，要注意血管的规范保养，延缓动脉粥样硬化的发生，从而提高生命质量。

如何正确保养血管呢？

在生活中说起血管保养，好像有很多神奇的方法，但现实并没有那么多奇迹。

很多药物疗法、食物疗法和各种神奇的养生疗法，是经过了循证医学的验证，还是被一些别有用心的人们利用？这些"良方"是否有用？是有益的还是会带来坏处？会不会费时费钱还没效果？这些都需要认真审视。

我们的目标是保养动脉和防止动脉粥样硬化，就要先找到导致动脉粥样硬化的因素，规避这些风险。

有些健康风险因素是遗传和不可控的。例如有统计表明，黑人患心绞痛和缺血性脑卒中的风险比白人高2～4倍，这可能是基因问题导致的，我们无法控制。有些健康风险因素与日常行为和环境相关，我们可以提前干预。

研究证实，动脉粥样硬化最传统的危险因素主要有吸烟、糖尿病、高血脂和高血压等四个方面。

还有一些日常生活中的易感因素，包括高龄、超重或肥胖、缺乏锻炼、男性或绝经后的女性、胰岛素抵抗、贫困、社交孤立、工作、家庭压力和易怒等。

还有一些次要因素，包括同型半胱氨酸增高和高纤维蛋白等。

尽管医学界目前仍然没有就心血管危险因素的准确定位达成共识，但是经典的四大危险因素及几个易感因素可以进行提前干预。

生活中的易感因素特别提到贫困、社交孤立和易怒等，说明在当下，人们对能造成动脉硬化的社会心理因素逐渐重视起来。

著名的心血管领域专家胡大一教授提出双心医疗概念，倡导医生不仅要干预心血管本身，还要从心理方面入手进行干预，减少心血管疾病的发生。

心血管疾病的发病大多以动脉粥样硬化为基础，预防心血管疾病，本质上就是对动脉粥样硬化危险因素的干预。

此外，双心医疗概念同样适用于脑血管疾病和周围血管疾病。

◎ 四大危险因素的干预措施

·吸烟

戒烟对很多人来说非常困难。但是众所周知，吸烟严重危害公众健康，也是导致动脉粥样硬化的危险因素之一。

在美国，1997～2001年间，每年约有438,000人因吸烟死亡。每年因吸烟造成的支出为1,670亿美元，其中755亿美元用于医疗。

吸烟是可干预的导致疾病和死亡的首要因素。烟草的重要成分是焦油、尼古丁和其他有害成分。吸烟有导致全身血管动脉硬化的风险，已经是医学界的共识。

早年有一个大型流行病学研究，筛选了5,183名患有动脉硬化闭塞的患者，对他们进行了为期16年的随访。结果显示：吸烟者出现间歇性跛行的发病率是非吸烟者的两倍，且吸烟与间歇性跛行的发生有剂量和效应关系，每天吸烟超过20支的患者，其间歇性跛行的发生风险最高。

还有研究显示，吸烟者间歇性跛行的发病率是非吸烟者的 2 ～ 6 倍。

间歇性跛行是下肢动脉硬化闭塞症的典型表现，是血管外科医生判断动脉疾病的重要筛查指标之一。

相对少见的血栓闭塞性脉管炎更易发生在青年群体中。这种疾病大部分发生在吸烟者群体中，最终导致很多人截肢。这一疾病的治疗方法，除了可以用少数效果不明的药物，戒烟几乎是唯一有效的治疗方法。

所以从预防心血管疾病发生的角度来看，不吸烟是最好的选择。

禁用一切烟草制品，是下肢动脉硬化闭塞症患者最基本的治疗。在已颁布的临床指南和人们已达成的共识中，强烈建议血管病患者戒烟。

美国心脏协会关于下肢动脉缺血的指南中，将戒烟列为第一类建议，为最高级别，并倡议如下：

1. 对吸烟和使用烟草制品的患者，医生应当建议其戒烟，并给予综合的戒烟治疗，包括行为治疗、尼古丁替代治疗或给予安非他酮等。

2. 每位医生都有义务了解患者是否吸烟，鼓励、劝说和帮助患者戒烟，把戒烟当作全面降低血管风险的措施之一。

3. 强调完全戒烟，禁止吸食任何形式的烟草制品。

但在现实中，中国很多医护人员只能提醒患者不吸烟，但是单纯的提醒效果能有多大呢？

吸烟有害健康的观点已经是社会共识。70%以上的吸烟者希望能够彻底戒烟，但是真正做到的并不多。很多人戒烟一段时间后，会再次复吸。

例如我的父亲，即使有子女不断提醒，也知道自己面临着心脏病变的风险，但是他最长的戒烟时间是3个月，之后又复吸了。目前他正面临着再一次的艰难戒烟。

戒烟困难和减肥困难有类似的心理机制。毕竟在欲望面前，抗拒是反人性的，人们需要付出很多努力，也需要采用合理的方法。

·糖尿病

我国正逐渐发展成为一个糖尿病大国，糖尿病患病率的升高与肥胖人群的增长密切相关。城镇人口中，糖尿病患者的人数占总人数的十分之一，这一趋势还在逐步增长。

有一种理论，将具有遗传易感性的Ⅰ型糖尿病和具有高肥胖发生率的Ⅱ型糖尿病联系起来。

某类人群适应了物质短缺和丰富的交替，跨越千年存活下来，拥有特定的代谢率，是自然选择的结果。当他们终于可以随时随地填饱肚子，进入食物过度丰盛的时代，就更容易发胖。随着肥胖程度的加重，这类人群出现严重的胰岛素抵抗，面临着更高的糖尿病患病风险。

从中国目前的状态来看，非常符合这个理论。

随着经济上升和饮食结构的调整，中国处于糖尿病大流行时期，个人和社会都面临着严峻的医学挑战。糖尿病偶然发病的时代已被糖尿病流行时代代替。

典型的糖尿病临床症状被称为"三多一少"，即多饮、多食、多尿和体重下降。

目前，因为健康意识的加强，典型的"三多一少"人群有所减少。很多人在体检中发现自己患有糖尿病，而非表现出典型的临床症状后才察觉。

要了解它的发病原理，需要先了解一个器官——胰腺。它可以分泌一种专门用于保持血糖稳定的胰岛素，根据体内血糖水平的高低进行调控。分泌胰岛素的细胞团被称为胰岛。

糖尿病根据发病原理的不同，被分成Ⅰ型和Ⅱ型。

Ⅰ型糖尿病属于自身免疫型疾病，是人体在基因方面存在缺陷导致的。

一些人具备易感基因或缺乏抗感基因，自身免疫功能出现缺陷；或受到病毒的侵袭，胰岛受到伤害导致发病。究其原因是胰岛素分泌严重不足，必须通过补充外来胰岛素调整血糖。

90%以上的糖尿病人群属于**Ⅱ型糖尿病**，大多为中老年人，因家族史、肥胖或缺乏锻炼等因素造成。

此类型糖尿病患者，往往胰岛素产生总量并不少，甚至超过正常分泌的总量。但是因为体内的调节因子不再敏感，导致血糖调控失效。

人体内调控血糖的物质不是只有胰岛素，而是由胰岛素结合体内其他特殊的蛋白共同发挥作用。Ⅱ型糖尿病患者体内的这些特殊蛋白，在长久的刺激下对胰岛素不再敏感，所以无法取得良好的调节血糖的效果。

孕妇在孕检过程中，医生会特别注重筛查血糖，因为糖尿病也可能发生在妊娠期，常发生在妊娠末的三个月内。二胎时代的高龄产妇需要特别注意。

高血糖有可能导致胎儿死亡、巨大胎儿或胎儿畸形，还可能导致神经管和心脏发育缺陷等疾病。所以，妊娠期的血糖测定十分必要。

事实上，血糖高本身并不可怕，可怕的是后期的并发症。它涉及多个脏器，包括眼睛、心血管、脑血管、下肢血管、肾脏和足部等，大部分是因长期的慢性损伤，导致各部位的血管产生问题，影响了各脏器的功能。

例如糖尿病导致失明，一部分原因是因为眼底血管硬化后出血造成的。还有部分原因是长期高血糖导致组织液高渗透压，进而导致房水异常，造成患者失明。

糖尿病患者的肢体缺血性病变，在小血管和神经上更易出现，往往合并有痛觉受损，手或脚感觉不再灵敏，患者自己常将之形容为一种袜套感。这一病变还会出现更明显的症状，如腿麻或走路速度变慢等，通常会被认为是衰老的表现而被人们忽略。

糖尿病的足部护理风险很高。神经和下肢血管病变，引起足部皮肤受损，泡脚和皮肤磨损等往往成为截肢的重要诱因。

下肢血管病变作为全身血管条件变差的重要诱因，

还预示着冠状动脉、脑动脉和肾动脉等血管病变的发生。

有研究表明，糖尿病患者在五年内发生心血管风险的概率为 10%，下肢动脉病变概率为 20%，同时患这两种病的概率为 30%。也就是说，下肢动脉硬化闭塞症和糖尿病的风险是可以累加的。

虽然没有具体的统计数字，但下肢动脉缺血性疾病合并糖尿病患者，是医学界发生心血管风险最高的群体，这个结论是很有道理的。

·高脂血症

高脂血症在中老年人中较为常见，现在年轻人群中也越来越多见。饮食结构的变化，使它逐渐成为一种普遍存在的现象。

脂类物质的化学特性不易溶于血，不能单纯通过在血液内溶解的形式运输，必须由亲水性磷脂和载脂蛋白包裹疏水性质的脂质成分，以球形颗粒的形式进行运输。

这些球形颗粒被人体内的转运脂类物质送到各个细胞中储存起来，用于人体的合成和代谢。细胞代谢必须有充足的脂类物质的参与。

脂类物质很重要，但太多就成了负担。据有效证据表明，高血脂是动脉粥样硬化病变形成的充分必要条件，即如果没有过多的脂类成分，就不会发生动脉粥样硬化。

因为一些体态肥胖的儿童被发现患有高脂血症，所以胖孩子不一定是好事。这意味着家庭膳食结构不合理，父母要注意观察饮食结构并学会调整，防止孩子在成年后出现较大的健康问题。

目前有很多可以控制血脂的药物，可以由医生开具处方。除药物控制外，血脂异常的非药物治疗更重要。主要是生活方式的改变，包括改变饮食结构和加强运动锻炼。

高脂血症的饮食治疗包括食用大量蔬菜、豆类、水果和全麦食品，采用低脂饮食，具体细节可以参考最新版的中国营养膳食指南。

改变饮食结构说起来容易做起来难，需要人们逐步尝试。

研究证明，体育锻炼可以降低人体的低密度脂蛋白和甘油三酯含量，提升高密度脂蛋白水平，也可以增强胰岛素的敏感性。

荣获"2009年感动中国十大人物"的"暴走妈妈"陈玉蓉，儿子患有先天性肝病，需要进行肝移植。为了给儿子捐献肝脏，患有重度脂肪肝的陈玉蓉每天暴走10公里，七个月后，她的重度脂肪肝奇迹般地痊愈了。此案例足以说明体育锻炼的重要作用。

许多亚健康人群包括医生群体，运动锻炼的总量严重不足。人们都知道运动锻炼的重要性，但要建立起管住嘴迈开腿的习惯并不容易。

·高血压

我们都知道高血压的危险，但很多患者不能做到坚持吃药。一些患者在医院量了血压，对自己的高血压习以为常，没有重视起来。

人们在未使用降压药物的前提下，处于安静状态时，每天测量三次血压，三次数值均大于 140/90mmHg，就可以诊断为高血压。

长期的高血压，会增加心脏和动脉负担，导致多种与血管有关的疾病，例如心绞痛、心功能不全、脑血管病变和下肢血管病变等。也会促使肾脏小血管硬化，导致肾功能不全，是导致全身性病变的重要危险因素。

有证据表明，如果能有效控制血压，那么心梗和脑梗的发生率将显著降低。

高血压是动脉硬化的必然结果，表明患者动脉管壁僵硬。动脉硬化严重的老年人，常规血压监测的指标未必真实，测量的数据可能高于实际血压。

读者朋友们一旦发现自己患有高血压，要咨询专业的心内科医生，确定是否需要服药，并咨询医生；是否可以通过改变生活方式，保证拥有足够好的生活质量。

尽管人们知道控制血压很关键，也知道高血压主要以药物控制为主，但是许多中老年人测量血压偏高会吃几天药，过几天就忘了吃药或自动停药。如果没有不适的症状，就不在乎是否需要吃药。

这是一种不合理的做法，会导致血压频繁波动，比高血压本身更危险。

一些患者担心如果开始服用高血压药物，就需要终身服用，相当于被判了重刑，好像离健康越来越远。这种心态可以理解。其实我们并非发现高血压就要立即服用药物，因为血压升高和情绪、疲劳都有关系。

"白大褂型"高血压就是一个典型例子。这类患者在幼年时期被家长告知如果不听话就要到医院打针，所以对医院有恐惧心理，见到医生后会产生恐惧情绪，血压也会明显飙升，长大后也是如此。

同样的道理，假如一个人长期处于焦虑、恐惧的状态，会心跳加快、血管收缩、血压持续升高，增加心脏血管的负担。长久以往，心脑血管疾病的发病概率会明显增加。这一情况符合情志致病的道理。

以上是最关键、最经典的四大动脉粥样硬化风险因素。患者朋友们要找专科医生选择合适的治疗方案、调整饮食结构、加强运动锻炼和有良好的心理调适。

做到这些，基本可以实现保养血管的目的，患者接下来要做的就是把这些行为坚持成一种习惯。

◎ 戒烟是必要措施

美国统计的所有可预防致死原因，其中吸烟占第一位，肥胖占第二位。

吸烟是导致动脉硬化的四大因素之一，其危害不言而喻。

几年前的一位患者让我印象深刻，他年龄不到三十，孩子尚幼，来时脚趾已发黑，被确诊为血栓闭塞性脉管炎。住院期间，每当夜间他都会因疼痛忍不住呻吟，全然没有白天刚毅的样子。他爱人经常发现他晚上偷偷摸摸地抽烟。

其实偷偷摸摸四个字，已经代表了他心存愧疚。他在得知自己的病情后，对烟草的依赖在很大程度上转化为一种心理和生理上的双重依赖。

明知这种疾病和吸烟有很大关系，但是因为没有戒烟的内在动力，戒烟于他而言成为一种很困难的事情，处于一种想戒戒不掉、想恨恨不起来的状态。

尽管每年有很多人死于和烟草相关的疾病，但很多烟民往往会有侥幸心理，认为这种情况不一定会发生在自己的身上，毕竟危险还没有迫在眉睫。

"吸烟有害健康"，人们知道这一句口号，即便是吸烟者也承认吸烟有害健康。但是知道和做到真正不吸烟，差距很大。

有人建议在烟草包装上标示更大的标语，或将正常人的肺和吸烟者的肺的对比图印在包装上，让烟民产生更强烈的抗拒感，会降低吸烟的频率和数量。这是个不错的方法，但目前国内还没有施行。

很多血管病都和烟草有关。在烟雾吞吐中，人们吸入尼古丁、一氧化碳、烟碱和其他有毒物质，罹患支气管炎、哮喘和慢性阻塞性肺病等疾病的风险大大增加，罹患肺癌和胰腺癌等恶性肿瘤的概率增加，还会显著增加心血管疾病的患病风险。

远离烟草能减缓动脉硬化，减少心梗和脑梗的发作。烟草中的有害物质被人体吸收后，会产生收缩血管的作用，让已经狭窄的血管进一步收缩，影响血液循环。

戒烟真的很难吗？从那位患有血栓闭塞性脉管炎的小伙子来看，的确很难。但是从很多偶然发现患有肺脏疾病后立刻戒烟成功的人来看，戒烟似乎并非那么困难。只需改变自身对吸烟的看法，辅助监督和训练就可以成功戒烟。

曾经有一位老师，他是一名骨科医生，是科室里唯一不吸烟的人。每天早上，其他医生会抽支烟，然后才开始一天的工作。他虽从不主动吸烟，但是一直处于烟雾的环境中，被迫吸二手烟，这让他很难堪。

有一天，他突然发现自己咳出的痰里带有血丝，检查后发现胸片显示肺上有阴影，进一步检查后确诊为肺癌。经过几年痛苦的手术、放疗和化疗治疗后，他去世了。科室里唯一不主动吸烟的老师离世，让人唏嘘不已。

长期受二手烟影响，会对人体造成极大的伤害。

劝烟民不要吸烟时，他们往往提到很多领袖常年烟不离手，也能活到 90 多岁。这种用个案对抗普遍共识的套路，常让劝阻者无可奈何。

导致疾病的因素众多，烟草是其中一种，且是可防可避因素，为何不戒烟呢？

正在戒烟的吸烟者，有很多有意思的想法。他们有种观点，是在戒烟时要慢慢减量，逐步戒掉。

其实，除了部分人有典型的生理性戒断症状，更多人是存在心理依赖。这类人群建议一次性戒掉。罹患肺癌的很多人群可以一次性戒掉，就可以说明这一点。

如果采取减量的方式，戒烟者仍然存在心理依赖，戒烟的决心会慢慢消失，无法成功戒烟。如果屡次失败，会产生心理挫败感，增加压力。

戒烟其实是和过去的不良习惯划界限，要一次性戒掉。这样做可能会失败，但比慢慢减量好很多。

有人连续几次戒烟失败就容易放弃，认为自己无法成功戒烟。建议追溯他们之前的失败经历，从中吸取教训，如什么时候复吸？诱因是什么？这些有价值的信息，有助于下次戒烟时规避掉失败因素。

"戒烟永远不嫌晚，健康永远不怕迟。"

一些辅助药物可以帮助戒烟，但戒烟药不是万能药，效果因人而异。戒烟者是否愿意走出舒适区非常关键，决定因素在于他们是否愿意抛却心理上的依赖。

戒烟者早期会突然在某些场所燃起对烟草的渴望，此时要转移注意力。

·戒烟小技巧

戒烟者可以借助一些小技巧，帮助自己戒烟。

回避吸烟场所

尽量减少和吸烟人在一起的时间，把与香烟有关的东西完全丢掉，创造无烟环境。烟草不是恋人，要不留余地，把痕迹全部销毁。

采用放松技巧

深呼吸、冥想、瑜伽或欣赏音乐等，能让戒烟者从心理上屏蔽特定欲望。渴望吸烟的急迫感一般只会持续几分钟，用这些方式可以帮助戒烟者平稳度过这几分钟时间。

强刺激提醒

准备几张与吸烟有关的照片，例如大黄牙或吸烟者的肺，将它们贴在显眼处，有助于培养戒烟者对吸烟的厌恶感，时刻警醒自己。

用饮水替代吸烟

喝水也可以转移戒烟者的注意力，同时也是一种简单、廉价和易得的方式。用零食替代不是好方法，摄入过多热量会快速导致肥胖，同样也会危害人体健康。

戒烟失败者往往有很多戒不了烟的借口：我喜欢抽烟，我为什么要戒烟；我厌倦了每个人的喋喋不休；我不喜欢别人指责我的生活；年龄太大了不需要戒烟；我正在考虑戒烟，但是一直还没有下决心；我已经决定下决心了，但是还没开始做……

知道和做到之间差距很大，决心再大也只是想法，不如马上去做来得实在。健康永远不怕晚。

一些人容易成瘾，这是一种生理成瘾，并非完全是心理依赖。如果不能持续、定期获得尼古丁，这类人群会产生各种不适感，如头晕、咳嗽、咽部不适和痰液增多等，甚至会产生眩晕，妨碍睡眠。

但这一阶段性症状一般只会持续 1~4 周，随后不适感就会明显缓解。而戒烟可使家人和自己终身获益，孰轻孰重自然可以轻松分辨。

戒烟也可以有仪式感。戒烟者可以制定戒烟计划书，相当于和自己订立一份合同。遇到压力时拿出计划书激励自己，比单纯告诉自己要戒烟更有说服力。

戒烟计划书的内容包括：我承诺在何时开始戒烟、原因是什么？我用什么新方法处理压力和排遣无聊？用何种兴趣替代吸烟？我将获得谁对我的支持和监督？戒烟成功后将奖励自己什么？计划书中还要包括签字日期和见证人。

计划书对戒烟者提高自律非常有效，因为很多时候，我们会轻易将曾经发过的誓言抛之脑后，失去初心。计划书作为证据留存，提醒作用更大。

制定了计划并不代表一定能戒掉，只是让自己的头脑更清楚，能否成功还要看具体的实施过程。

戒烟者可以使用 PDCA 循环法，帮助自己戒烟成功，即：计划 (Plan)、执行 (Do)、检查 (Check) 和处理 (Act)。

这是一个质量管理工作的基本方法，要求人们工作时要按照做出计划、计划实施、检查实施效果去执行，然后将成功的纳入标准，不成功的留待下一循环解决。

这一工作方法是质量管理的基本方法，也是企业管理各项工作的一般规律。

戒烟也可以借鉴这一方法。计划好就立即去执行。只要你不断强化戒烟行为，不忘戒烟初心，戒烟就可以成功。

防止吸烟，要从娃娃抓起。要减少烟民数量，最简单的方法就是不要吸烟。在儿童青少年阶段，就应该审视吸烟这个课题。未来在儿童面临的若干心血管疾病危险因素中，要注意两个突出的重点：一是吸烟，二是肥胖。

现实生活中，一代代年轻人前仆后继，点燃手中的香烟，吞云吐雾。他们的父辈和祖辈虽深知吸烟的危害，但是也深陷其中不能自拔，或正在反复戒烟中。

在世界范围内，很多吸烟者的吸烟史都可追溯到青少年时代。发达国家90%的吸烟者在18岁以前就开始吸烟，我国部分城市的调查结果显示，青少年多在15岁甚至七八岁就开始接触烟草。

吸烟者从开始尝试到最终成为长期烟民，约占吸烟者三分之一到二分之一。

孩子在成长过程中，常用的学习方式就是模仿。他们会模仿成人的语言，模仿家人的行为，包括吸烟。

想要避免孩子进入烟民的行列，最好的方式是预防。

儿童早年吸收信息比较容易，这些信息会影响他们抵抗不良行为的能力，所以要提前告知烟草的危害。我们要把烟草有害健康和吸烟可以致病的概念植入到他们的头脑中，要做到多次、反复和细致。可以让他们看吸烟的肺和不吸烟的肺的对比照片。通过这些措施可以降低儿童未来的吸烟概率。

◎ 警惕间歇性跛行

一位烟龄多年的老人，喜欢在冬季穿很厚的衣服，因为腿部怕冷，开始并没有太过在意。后来发现自己走路时出现小腿酸疼和抬不起腿的症状，休息一段时间后，症状有所缓解。继续行走一段时间后，又出现同样的酸痛。之后他行走的距离越来越短，生活质量严重下降。这位老人后被确诊为下肢动脉硬化闭塞症。

这种独特的临床症状，在医学上称为间歇性跛行。主要问题发生在动脉，所以也被称为血管性间歇性跛行。

其实，很多人体验过间歇性跛行的状态。例如我们保持下蹲的姿势过久，站起来后腿部会麻木不适。这种不适感就是血管受到压迫，肢体部分缺血导致的。身体恢复正常姿势，血流恢复后，肢体功能恢复正常，这种不适感逐渐消失。

设想一下，如果一个人肢体持续缺血，该有多痛苦。

血管性间歇性跛行 (Intermittent Claudication) 指在持续行走一定距离后，出现下肢疼痛或无力的现象。症状多发生在小腿，短时休息后可缓解，表现为典型的"行走 ——疼痛 —— 休息 ——缓解"的重复规律，每次行走的距离大致相等。

间歇性跛行并非仅由于血管性疾病导致，还包括神经性、肌源性、静脉性和关节性原因等。在具体的诊断和治疗中，医生必须综合分析足够的数据，才能给予准确诊治，从而缓解患者的痛苦，提高患者的生活质量。

间歇性跛行是下肢动脉缺血的典型症状，常见于下肢动脉硬化闭塞症、血栓闭塞性脉管炎和下肢动脉非急性栓塞等。在大多数情况下，通过早期的正确防治就可以控制，截肢率较低。

但是如果没有采取正确的治疗措施，随着病情发展，部分人群缺血加重，在静止状态下足部还是会出现静息痛，甚至夜不能寐。继续发展下去，会导致足坏疽甚至截肢。

更重要的是，动脉硬化闭塞症是一种全身性疾病，动脉病变的严重程度往往代表了心脑血管病变的严重程度。也就是说，尽管有患者表现的是腿部不适，但可能存在心血管和脑血管的堵塞或狭窄。因此，它的早期治疗具有极高的价值。

测脉搏不是只能检查寸关尺，还能通过容易自查的足背动脉进行判断。

在足背上，脚踝关节下方两指，大拇指和第二趾趾间沟延长线上的交叉位置，有一根动脉的分支，叫作足背动脉，容易被触摸。

患者如果出现小腿发凉或间歇性跛行的情况，摸自己脚上的脉搏，是非常方便的自查手段。患者可以经常摸一摸足背动脉，一旦脉搏消失或减弱，就要警惕是动脉硬化导致的血管闭塞，需要到医院寻求血管外科医生的帮助。

·动脉硬化闭塞症的筛查方式

除摸足背动脉作筛查外，还有其他比较精确的手段。

1. 踝肱指数（Ankle Brachial Index，ABI)

患者在安静状态下，测量下肢踝部血压和上肢肱动脉压的比值，可以在没有创伤的条件下判断下肢缺血的严重程度。

正常人的 ABI 值大于 1.0，如果 ABI 值小于 0.9，则预示着存在下肢缺血的情况。

2. 下肢动脉彩超

这种检查用于确定血管阻塞的位置和严重程度，现已替代血管造影，成为下肢动脉闭塞最常用的筛查手段之一。

其优点是不使用有肾毒性的造影剂，对肾功能不全的患者来说是首选的检查方案。但是由于肠道气体的干扰，超声无法清晰判断盆腔内动脉的闭塞情况，需要借助其他检查手段。

3. 动脉造影术

这种检查能够简单、迅速地显示出动脉分支，尤其对盆腔内动脉（肾动脉和髂动脉）的显像效果清晰。但是考虑到造影剂的有肾毒性和易引起过敏反应等风险，患者需要介入治疗时再选择血管造影检查更加合理。

4. 磁共振血管成像（MRA）

这种检查无须动脉穿刺即可看见整个动脉分支。但不适合患有肾功能不全的患者和内有金属移植物的患者，需要医生做出判断。

5.CT 血管造影（CTA）

这也是一项很有价值的检查方式，检查时间只需几分钟，其使用限定于肾功能正常的患者。

考虑到下肢动脉闭塞患者往往合并有其他疾病，因此医生要权衡利弊，选择最适合的检查方案。

·治疗方法

下肢动脉闭塞症，常见的治疗方案有以下几种。

1. 介入治疗

血管外科常说的介入治疗，是医生穿着厚重的铅防护衣在 X 光下完成的。

主要设备是一台大型 DSA 机器，医生利用它把一些球囊和支架放入人体的血管中，让狭窄的血管直径增大，达到再通的目的。对一些动脉濒于破裂的动脉瘤则可以给予保护。

下肢支架的植入过程与心脏支架的原理相似，只是难度更高，处理时间更长，后续再闭塞情况更多见。

血管支架挽救了很多人的生命，但又是被模糊和妖魔化的一种治疗方案。尤其是心脏支架的放置，前两年在中老年朋友圈里引起轩然大波。

支架是一种划时代的医疗设备，出现心梗、截肢或脑梗等不良后果的患者，因为有它，生活质量得到了很大的提高。

然而支架的使用需要根据每位患者的身体状况综合考虑。

以心脏血管为例，假如患者出现心血管狭窄，但是平时生活质量良好，那么医生就要对其进行评估。如果通过血管康复手段，患者可以维持稳定的生活状态，就无须安装支架。

如果一位患者在短期内出现严重血管狭窄，甚至出现不稳定性心绞痛，甚至可能出现急性心梗，那么积极治疗是必要的。

如同我们行走在悬崖边上，距离悬崖越近，我们就越要充分利用现有的技术手段积极治疗；如果距离悬崖还有一段距离，有足够的时间用于后续观察，通过合理饮食、保持运动和充分的情绪管理，可以维持患者良好的生活质量，这也是医生们乐意见到的结果。

2. 血管搭桥

血管搭桥是绕开堵塞的血管，利用其他血管进行架桥。相比较介入手术，血管搭桥是一项大刀阔斧的外科手术。它的主要材料来源是自身血管或人造血管。

在实际治疗中，不管是血管搭桥还是介入治疗都有弱点，所以这两种手术方式需要结合在一起进行，这就促使医院建设杂交手术室。

并不是检查发现有血管狭窄或者闭塞的情况，就一定要马上治疗。如果患者临床症状轻微，踝肱指数大于0.8，就不必接受手术或介入治疗。若已经出现间歇性跛行，就必须开始有针对性的干预，防止病情恶化。

临床症状轻微的患者，即使超声或CTA提示有动脉血管闭塞，但因为形成了较多侧支循环，临床上也不需要立即接受搭桥或者介入手术。

·非手术治疗方法

除手术治疗方法外，还有以下非手术治疗方法值得我们借鉴。

1.风险因素控制

动脉粥样硬化的四大危险因素包括吸烟、糖尿病、高脂血症和高血压等。血管病属于全身性疾病，这些危险因素全身血管通用。

控制好这些风险因素，一定程度上就可以控制好全身动脉硬化性疾病。

如果患者有高血压、糖尿病、高血脂和吸烟史，年龄在55岁以上，足背动脉搏动消失，说明动脉硬化很严重，要提高警惕。

2. 运动疗法

多项研究表明，运动疗法是间歇性跛行最佳的初始治疗方式。

它不仅能大幅提高患者的步行时间和距离、改善患者的生活质量，还可以明显降低截肢率，改善全身动脉硬化，较少心脑血管意外的发生。

运动疗法有很多优势，包括增加小腿血流量；改善血管内皮功能；降低自由基，减少局部炎症；改进肌肉结构；提高肌肉力量和耐力，增加疼痛耐受力和诱导新血管生成等。

据统计，通过合理的运动方式，间歇性跛行患者的保肢率较高，5年病情恶化率为25%，截肢率为1%～7%。

一些已进行过手术但效果不佳的患者，规范的肢体训练也可以获得很好的效果。有研究认为，间歇性跛行患者，康复训练的改善效果优于支架置入，是非常经济、有效的治疗手段。

运动治疗在预防血管病方面的效果，不逊色于药物或手术治疗。

从年轻开始就培养良好的运动习惯，是健康长寿的保障。

3. 药物治疗

患者需要在专科医生的指导下，使用阿司匹林和氯吡格雷等抗血小板药物。

这些药物可以治疗全身性动脉硬化，预防血管栓塞，在血运重建手术后也可提高支架或人工血管的通畅率。

4. 间歇性气泵疗法（IPC）

间歇性气泵疗法通过反复充气和放气，按摩患者小腿腓肠肌，可以增加动静脉的压力阶差，影响血管神经功能，从而改善间歇性跛行，提高保肢率。

这种治疗方法对无法进行介入或手术治疗的患者也有明显的帮助。

总之，患者在日常生活中要注意识别间歇性跛行，可以检查自己脚上的脉搏进行识别。千万别因为疏忽，耽误了自己的病情。

家里老人如果在冬季穿很多衣物仍然觉得下肢很冷，脚趾末梢的颜色有些苍白或发紫，就可以初步确认存在缺血的风险。我们可以先在家庭中做一个简单的判断，一旦发现问题，要及时寻找血管外科专科医生帮助鉴别。

◎ 血栓闭塞性脉管炎

一位从内蒙古来的老人，向医生叙述病史时说自己得了脉管炎，间断输液治疗好多年。但是查体后确诊他只是静脉曲张导致的血栓性浅静脉炎。患者手术后恢复得很好，达到了预想的微创效果，静脉炎也没有再犯。

一位三十出头的小伙子到医院就诊，他的脚趾已经发黑，有十年吸烟史。CT 显示小腿动脉只保留了稀疏的几支，最终被诊断为血栓闭塞性脉管炎。

这两个例子说明，很多人对脉管炎认知模糊。

在传统医学中，许多人会把丹毒、静脉曲张、动脉缺血和糖尿病足等下肢疾病都划归为脉管炎。这些疾病的症状都表现为红肿、疼痛、感染和溃疡等。

事实上，动脉、静脉和淋巴管的结构和功能不同，导致的后果也千差万别。理不清具体的疾病类型，会导致治疗丧失针对性。很多患者朋友盲目治疗，有效也不知道为什么有效，无效就换家医院继续治疗。

在现代医学中，脉管炎指的是血栓闭塞性脉管炎，最早由一位奥地利医生 Buerger 发现并命名。

这种疾病并不常见，其特点是中小动、静脉血管壁因慢性无菌性炎症，导致血管增厚和狭窄，继发血栓形成，引起血管闭塞，出现缺血症状。目前虽病因未明，但大部分患者都有相似的生活背景，包括男性、青壮年、寒冷环境下生活和长期吸烟等。

下肢动脉硬化闭塞症，多发生于 50 岁以上患有严重动脉硬化的患者。

这两种疾病有类似的临床表现，早期仅会感到皮肤温度低或轻度麻木，活动之后小腿有酸痛感。

随着病情的进展，患者行走时下肢出现肌肉痉挛和疼痛，一般休息几分钟后情况好转，可以继续行走。

进入静息痛期后，患者即使休息时肢体也会疼痛、麻木和感觉异常等症状。夜间症状加重，患者疼痛难忍，喜欢坐位，抱脚而眠。

患者有轻微外伤后，极易发生溃疡或坏疽。发展到这个阶段，离截肢仅有一步之遥。

这两种疾病虽然病程相似，但病因不同，治疗方式有一定差别。

动脉硬化闭塞症进入严重阶段，通过手术治疗可以有效缓解症状。

而脉管炎属于自身免疫性疾病，发病早、病情严重，治疗方案有限。病情和烟草关系密切，防治的重点在于戒烟。

血管闭塞性脉管炎的治疗要点是：第一，戒烟，这是所有治疗的基础；第二，注意保暖，温暖的环境可以减少血管痉挛的发作；第三，手术治疗，包括血管搭桥、血管介入治疗和交感神经切除等，但是目前为止，手术的效果还无法令人满意；第四，抗感染、扩血管和伤口清创等治疗手段，主要针对已经出现溃疡或坏疽的患者。

在上述治疗方式之外，一些运动疗法也可以有效缓解患者症状。

散步，以慢速（每分钟 60 ~ 70 步）或中速（每分钟 80 ~ 90 步）步行，每次 0.5 ~ 1 个小时，适用于下肢轻度缺血者。

快速步行（每分钟 100 步以上），每次 0.5 ~ 1 个小时，适用于下肢轻度缺血伴高脂血症或高血压者。

定量步行，也称医疗步行，在有坡度的路上行走 2～3 千米或缓步行走 15 分钟，可有效增加跛行距离，缓解症状。

Buerger 医生提供了一种运动方案，叫作 Buerger 氏运动，具体方法是：仰卧，患肢抬高 45°，保持 2～3 分钟；坐起，使小腿下垂于床边，持续 2～5 分钟，并活动足和脚趾 10 次；再次仰卧，将下肢平放于床上，随后抬高下肢，保持 2～5 分钟；重复此流程 5～10 次，每日 3～5 次。

脉管炎虽然不是一种高发疾病，但需要医生对导致下肢缺血的其他疾病进行详细鉴别，如动脉硬化闭塞症、动脉栓塞、大动脉炎、腘窝限迫综合征和腘动脉瘤等，也要将它与容易混淆的静脉疾病和淋巴疾病进行区别，才能进行针对性的治疗，防止漏诊误治。

推荐一些简易易行的运动方法，患者朋友们可以在日常生活中经常锻炼。

快走：在平坦的大路上快走 15～30 分钟，如果腿脚发麻或疼痛，休息一会儿再继续，早晚各走一次。

仰卧抬腿：仰卧在床上，两手扶床，两腿尽量上抬，持续 1～2 分钟后放下，早晚各做一次。

屈腿伸腿：仰卧在床上，两胳膊放在体侧，两条腿先屈后伸，屈时大腿和身体成 90 度角。伸时尽量用力蹬直，反复做 20～30 次，早晚各做一次。

仰卧"骑车"：仰卧在床上，两手扶床，两腿上翘，模仿骑自行车的动作来回蹬腿，连续蹬30～50次，早晚各做一次。

悬腿动腿：坐在高床上，两小腿悬于床边，两腿相互做上、下、左、右运动。接下来，两脚脚趾进行屈伸练习，疲劳后将小腿放平，休息3分钟后再做一次，早晚各做一次。

按摩腿脚：坐在床上，两脚放在床上，两手用力按摩腿部和脚部，从膝关节一直按摩到脚尖，直到局部发红发热为止，早晚各做一次。

这些简单易行的方法，即使只选择其中一种自己喜欢或擅长的持续做，也可以对下肢缺血性疾病起到很好的防治作用。

◎ 泡脚注意要点

很多人喜欢睡觉前找个木桶，双脚放进去泡一会儿。泡完后神清气爽，可以缓解疲劳、减轻压力，让人安然入眠，非常舒服。

自古以来，世界各地都有各种水疗方式，例如温泉王国日本，丰富的水疗资源吸引着世界各地的爱好者。

随着经济水平的提高和制造业技术的进步，一些简易的足浴工具进入到中老年朋友的家中，既经济、卫生，也方便使用，提高了他们的生活质量。

热水泡脚的原理，其实是通过提升脚的温度，扩张血管，加速足部和小腿局部血液循环，驱除寒冷，促进人体新陈代谢，加速输送血液至足部末梢。同时，温度刺激会反馈到大脑，享受美好时光的同时也缓解了压力。

泡脚这一水疗方式深受人们的喜爱。但是动脉缺血性疾病患者，在泡脚时要慎重。

患有严重缺血性疾病的患者，并不适合高温泡脚。稍有不慎，会带来严重后果，许多令人遗憾的病例都因泡脚而发生。

肢体缺血的患者，因为小腿或小腿以上的主干血管堵塞，血流减少，堵塞位置以下的组织始终处于缺血状态。下肢失去足够的血液滋养，渐渐出现营养不良的症状，如皮肤变薄、毛发脱落、趾甲增厚和皮肤脱屑干裂等。患者走路时，会出现间歇性跛行和脚趾颜色青紫等现象。随着病情进一步加重，患者进入重度缺血阶段，甚至导致截肢。

这样的患者，泡脚后感受的不是舒服，而是逐渐加重的疼痛。

泡脚后，人体足部和小腿的毛细血管扩张开放。在高温状态下，组织细胞逐渐活跃，代谢加快，需要更多的血液给细胞提供营养和氧气。但因为主干血管堵塞，影响血液供应，泡脚反而加重了足部缺氧缺血，患者的不适感不降反增。

同时患糖尿病的患者更要慎重。糖尿病患者是下肢动脉缺血的高发人群，比没有糖尿病的人更容易出现血管堵塞。

糖尿病的并发症之一是糖尿病周围神经病变，表现为手和脚的末梢感觉失灵，对痛觉和温度的感觉不再敏锐。有时水温已经很高，患者自己却感觉不到，会继续加热水。泡在高温水中的时间过长，就容易发生烫伤。

一般人烫伤后如果有水泡可以慢慢愈合，但是糖尿病患者的风险要大很多，愈合起来非常困难。千万不要一念之差，酿成大患。

患者若缺血严重，组织和细胞本就处于缺血状态。肢体造成损伤后，皮肤和皮下组织没有额外的营养供给，修复能力不足，最终的结局就是坏疽。一部分患肢如干枯树枝一般，称作干性坏疽；一部分并发感染，出现湿性坏疽，患者十分痛苦。

若无法控制感染，为了保命，患者只能截肢。患者此时往往身体羸弱，合并有很多慢性病，若要进行截肢手术，医患都要承担很大风险。

静脉曲张患者可以适度泡脚，但不能过量。

高温环境下，毛细血管扩张会导致细胞渗出血管外，产生色素沉着，影响美观。而血液供应增加但回流不足，会导致血液淤积在本已扩张的血管内，加速静脉曲张的进展。

静脉曲张的风险虽然没有动脉缺血性疾病那么严重，但是因为血管扩张本身会加重静脉曲张症状，所以患有静脉曲张的朋友要避免高频次和高温泡脚。

因此，我们在给老人买足浴工具前，一定要判断清楚老人是否适合足浴。

家人若有糖尿病，缺血情况还不严重时可以泡脚，水温不得超过 40℃，以温水为佳。患者要保护好脚部，小心泡脚，穿柔软舒适的鞋子，避免小关节部位的摩擦受损。

热水在 39℃ 以上；温水在 37℃ ~ 38℃；不感温水浴在 34℃ ~ 36℃。患者朋友们在泡脚时，可对照选择合适的水温。

◎ 足部护理必知

双足是下肢的重点部位，是我们探索世界和享受生活的必备工具。要建立防病大于治病的意识，学会足部护理非常重要。

患有足部缺血性疾病的患者，在生活中要注意保护足部，可以避免一些不必要的损伤：

1. 忌烫伤，不应用过热的水洗脚或使用热水袋，尤其是糖尿病足者。

2. 忌长期暴露于过冷的环境下，这会加重小血管痉挛，令病情雪上加霜。

3. 避免脚部过分干燥导致皮肤破裂，缺血容易导致汗液和油脂分泌减少，冬季气候干燥，裂伤难以修复。

4. 无论在室内或室外，不可赤脚行走。

5. 避免穿着太紧的鞋袜，太紧的鞋子和袜子都会导致皮肤血液循环变差。

6. 保持脚部干爽清洁，洗脚后一定要擦干净。很多人容易忽略清洁脚趾缝，导致感染。

7. 经常检查足部，如发现有损伤或感染，要及时咨询医护人员，及早治疗。

8. 脚趾甲有保护脚趾的作用，应平剪趾甲。有许多患者因为剪趾甲导致感染和坏疽，最终被截肢。

9. 切勿自行修剪鸡眼和胼胝，以免足部受损或感染。有些人喜欢摆弄脚部，在缺血状态下有一定风险。

◎ 系统性血管炎

我之前遇到过一个棘手的病例，患者右侧腹股沟的位置出现了动脉瘤。因为有破裂出血的风险，给予手术切除和搭桥，手术很顺利。但是一个月后，患者在吻合口附近又出现了新的动脉瘤。

当时医生们无法确定这是哪种疾病，但考虑到患者的血管条件比较特殊，请风湿免疫科进行会诊，最终确诊为一种少见的继发于结缔组织病的血管炎 ——白塞氏病，随后给予患者免疫治疗，病情得到控制。

通过这个病例，我得到了一个经验，对少见位置的动脉瘤，一定要考虑是否有全身疾病的可能性。例如白塞氏病，经常会出现口腔、生殖器、眼睛和皮肤病损等特征性表现。

这位患者曾经患有间断性的口腔溃疡，因为症状相关性不大，患者没有叙述，采集病史过程中容易被遗漏。

系统性血管炎包含的疾病类型复杂，症状表现五花八门，发病概率小，即使按照国际标准分类，也存在着一些差异。所以对医生来说，掌握血管炎知识是一项比较重要的技能和知识储备。一旦遇到可疑案例，可以提供比较合理的解决方案。

血管炎和常见的动脉硬化性疾病不同，发病年龄比较小，往往没有高龄、高血压、高血脂和糖尿病等传统动脉硬化高危因素。

在一些病例中，血管炎的症状特点还包括：发热、寒战、盗汗和不明原因的体重减轻等全身性表现。

根据累及主要血管的粗细程度，可将血管炎分为大血管型、中血管型和小血管型血管炎。这种分类比较笼统，但简明扼要。

· 大血管型血管炎

包括多发性大动脉炎和巨细胞动脉炎。

这两种病变，均可累及粗大主动脉及其主要分支。如果用一棵树来比喻整个血管网，那么这一疾病涉及的是树干和最大的分叉。

巨细胞动脉炎常先累及颈动脉的颅外段，是成年人最常见的系统性血管炎类型，多发于老年人。如果年龄超过 50 岁的患者出现心慌和头痛等症状，应怀疑是否患有这种疾病。

有的患者会出现咀嚼暂停和颈部肌肉疼痛僵硬的症状，还可能出现眼部症状如视力下降、一过性黑蒙等症状，这些往往都是因为组织缺血产生的临床病症。

多发性大动脉炎多发生于青年人，多见于亚洲女性，因此有的医生将它形象地称为东方少女病。它侵袭的血管主要以主动脉的大分支为主，在临床上很多患者的首发症状是一过性黑蒙和肢体缺血等。

·中血管型血管炎

主要分为结节性多发性动脉炎和川崎病。

川崎病是一种急性血管炎，会累及中小型动脉，尤其是冠状动脉，在心外科比较多见。如果不进行积极治疗，患者有四分之一的概率会出现冠状动脉扩张或动脉瘤形成，还可以表现为心脏瓣膜病、心肌炎和心包炎等。

·小血管型血管炎

包括韦格纳肉芽肿、微型多血管炎和 CSS（Churg-Strauss）综合征。

小血管型血管炎有比较独特的检查手段，与 ANCA（抗中性粒细胞胞浆抗体）存在密切关系。尽管这类检查手段有假阴性的可能，但给我们的诊断提供了很好的依据。

上面这些分类，并不是血管炎的全部类型。例如白塞氏病，是继发于结缔组织病的一种血管炎，不属于上述的分类中。

另外，系统性红斑狼疮、类风湿性关节炎、复发性多软骨炎和科根综合征也都会导致血管炎，例如皮肤血管炎、指尖坏死、下肢溃疡、周围神经病变和巩膜炎等，都属于自身免疫性疾病的范畴。

这类疾病最终的侵袭目标都是血管，造成血管损伤、局部薄弱继发瘤样扩张和局部血栓形成导致脏器或肢体缺血。这些疾病对医生的诊断能力来说是很高的挑战。

疾病早期，有些特征性病变，例如口腔炎、会阴溃疡、突然的眼睛异常或听力失聪等，需要用系统化思维进行判断，避免盲人摸象，只见一处。

患者本人在主诉病情时，可能存在误差，无法将几种看似不相关的疾病联系在一起，容易造成误诊和漏诊。

对医生来讲，这类疾病相对少见，如果知识储备不足，可能会忽略。

所以医生需要不断学习，将这一部分知识纳入自身的知识体系，保持足够的警惕性。早期发现和针对性的治疗，可以减缓患者的痛苦和求医的困难。

这类疾病的治疗措施大致相同，主要采用糖皮质激素联合甲氨蝶呤、硫唑嘌呤和环磷酰胺等免疫抑制剂。

大中型的血管受侵，如果经过 CT、MRI 证实，患者已经出现了动脉瘤或血管闭塞，影响组织供血，甚至有死亡风险，则需进行外科手术干预，保证患者生存。同时给予药物治疗，方能控制症状。

如果有不易解释的血管炎表现，累及到多个器官，争取用一元论来解释疾病，求助于最擅长这一类疾病的专科医生 —— 风湿免疫科医生。

◎ 情绪稳定和精力管理是长寿良药

健康不只需要强壮的体魄，良好的心理状态和精力管理同等重要。

为什么很多人在假期之后的一段时间内，都会感觉精力不足，不想上班？

很多人是因为假期宅在家熬夜刷剧，或是外出旅游，身体处于疲劳状态，精力下降，最后产生各种各样的亚健康问题。

客观来讲，假期综合征根源于我们在假期消耗了过多的精力，导致假期结束后产生不适，如果自身管理到位，是可以避免的。

健康饮食和充足睡眠是保证身体健康的关键。如果把人体比喻成汽车，那么这两者就是汽油。不仅要油量足，油的质量还要好。这也是倡导人们早睡早起的原因。同时，还倡导用冥想让精神放松下来，让情绪得到相应的控制。

我们经常会有这些体验：有时心理非常焦虑，茶不思饭不想，饮食变差，身体消瘦。在精神特别紧张的状态下，还容易血压升高，遇到事情暴躁易怒，晚上睡眠质量不好，工作能力下降。

动脉粥样硬化，在本质上是一种慢性炎症反应。人在情绪不好时，例如焦虑、愤怒和抑郁等应激状态下，体内的激素水平持续升高，这些慢性、持续和过多的激素，可诱发炎症反应。处在长期的异常情绪中，会加速动脉粥样硬化的发展，增加急性心血管事件的风险。

从这个角度来说，修行之人讲究的戒除七情六欲，虽然并不完全符合人性，但如果将情绪控制在适宜的范围内，对人体的健康有很大帮助。

焦虑的人群并不少见，这些人群有以下特点：一是特别关心自己的健康，身体稍有不适就会特别注意，经常反复主动去医院检查，是医院的常客；二是他们对医护人员的语气、态度和身体的异常指标十分敏感，重复询问相同的问题，这类人在网络上也比较多见；三是常害怕治疗效果不佳，遗留后遗症或术后复发，不放心的程度超越常人。

门诊上常看很多人对医生的期待非常高，就诊时眉头紧锁、坐立不安，在对话时会反复纠结于某些医疗细节问题。

患者有适度焦虑是正常现象，医生的职业特性也要求医生具备为患者答疑解惑和消除焦虑的能力。

但是焦虑型人群往往会出现躯体性焦虑的症状，例如心悸、发抖、头痛、恶心、缺乏食欲和手脚发沉等。一些患者看到一种疾病的症状，自己就会出现类似症状，然而反复检查却无法查到病症根源。

医生不能随意判定患者的焦虑状态是否是精神上的问题，因为有些疾病在早期很难被发现，必须经专科医生确认。在疾病和患者面前，这是一种公正的方式和负责任的态度。

互联网上的医疗信息五花八门，泥沙俱下。这增加了患者甄选信息的困难，还有一些所谓的健康信息更会对患者产生误导。

尽管无法完全消除这些信息，但想避免患者被信息误导，关键在于要有越来越多的医疗机构和医学科普者。在传播信息时，要保证信息客观、审慎传播，不要进行恐吓性的传播，增加大家的焦虑感。

符合循证医学知识的信息越来越多，谣言的空间才会越来越小。

我最近在北京和深圳的门诊诊疗中，遇到几位二十多岁的年轻人，因为发现腿部有静脉曲张，同时受到一些谣言的影响，腿部经常出现沉重感，有时还会产生血管疼痛等症状，担心自己被截肢。

追问病史，发现他们在没有接触到这些信息前，根本不知道静脉曲张是什么。但是偶然看到静脉曲张会导致截肢、要避免运动等信息后，变得非常紧张，经常夜间睡不好觉，下地走路都会紧张，严重影响了生活质量。

经过仔细的超声筛查后，他们发现自己没有问题，才放下了心里的石头。

·良好的情绪是保持长寿的好方式

我的祖父不到 60 岁就去世了。他在去世之前，有将近一年的时间走路后会出现胸闷不适感，休息一段时间后可以明显缓解，所以并没有太在意，但这种情况在持续加重。

后来他去医院检查，医生告诉他应该住院。他准备第二天去医院就医。但遗憾的是，他在当天晚上和朋友们打麻将消遣时因急性心梗去世。

他对疾病不了解，没有提前做药物干预，发现不适后还继续按照原来的习惯生活，吸烟、熬夜一个不少。这是在 1990 年，医疗知识匮乏时代的典型案例。

我也曾设想回到当初，以当时的情况来看，除了当天立即住院可能会获得不一样的结果外，心梗发作几乎不可能避免。

我的外祖父与祖父年龄相仿，体型更胖一些。他在 60 多岁时也出现了胸部不适的症状，考虑为心绞痛发作，但一直处于比较稳定的状态，以当时的医疗条件，还没听说有支架或搭桥治疗。

在将近 70 岁时，他听力下降，对外界琐事失去了参与的机会。本来心态就很好的老人家，更是处于一种达观的生活状态，很难有大的情绪波动，开始了修身养性、颐养天年的好时光。他在 90 多岁高龄时，因非血管性疾病离世。

这两位长辈的情况，如果放在当下的医疗条件下，祖父有可能提前得到治疗，植入支架或在早期调整生活方式，不会那么早离世。

而外祖父尽管早年已出现心绞痛，但在心脏状态比较稳定的状态下，没事就读书、看报，看一看孩子们给他写的家书，保持宽厚温和的心态。这无疑给他的长寿打下了很好的基础。

个案不能说明全部问题，但是对晚辈而言，这是关于健康和生活方式的言传身教。

想要与同读本书的读者交流分享？

微信扫描本书末页二维码，根据指引，加入本书读者交流群。

第五章

运动系统的那些事儿

　　导致腿部不适的最常见原因是运动系统的慢性损伤，它远比血管病和神经疾病更常见。

　　人体在长期反复、持续的劳动中，运动系统会形成轻微损伤，累积迁延就变成慢性损伤。

◎ 运动系统的慢性损伤

我们用简单的模型来说明人体各部分的功能。

骨骼是支撑身体的坚固支架，肌肉、肌腱、韧带、筋膜和滑囊等就是那些皮筋，和骨骼一起构成了有刚性、有弹性的内结构，骨骼连接之处被称为关节。人体如同弹弓一样，有硬骨架和弹性部分才算完整。肌肉、骨骼和关节共同构成了人体的运动系统。

神经作为人体的信号的传输系统而存在。我们常说的坐骨神经，可以收集腿部的冷、热和疼痛刺激，并反馈给大脑。作为神经中枢的大脑，可以通过神经传递信号，达到控制肌肉的目的，指挥人体做出走路和奔跑等动作。

血管让这些以肌肉为主的组织能够发挥正常作用，保证营养的供应，类似于后勤部队。

骨骼、神经和血管，是下肢的主要组成部分。

这些组成部分可因为慢性损伤而受到损害，表现出对应的临床症状和疾病。

血管出现损伤，会表现出血管狭窄、堵塞和扩张等问题，如动脉硬化闭塞症、动静脉血栓和静脉曲张等。

神经出现损伤会引发神经炎。或者神经受到骨骼或肌肉的压迫，会出现麻木、刺痛和灼热感等问题，如腰椎间盘突出和腰椎管狭窄等。

运动系统出现慢性损伤，则会产生各种关节炎、韧带炎和筋膜炎等问题。

导致腿部不适的常见因素是运动系统的慢性损伤，它远比血管病和神经疾病更常见。

人体在长期反复、持续的劳动中，运动系统会有轻微损伤，累积迁延就变成慢性损伤。

慢性损伤因为大部分在早期没有严重后果，易被人们忽略。如果了解其形成的具体原因，我们就可以在正常的劳作中避免这些运动损伤。

慢性运动损伤多见于手工业或者半机械化产业的工人、体育工作者、戏剧和杂技演员、伏案工作者和家庭妇女等，这些人群都是运动系统慢性损伤的多发人群。

鼠标手、网球肘和跑步膝等名词的背后，都是运动导致的慢性损伤。随着科技的发展，社会上人手一部手机，移动屏幕在传递信息的同时，也必然导致颈椎病人群数量的增加。

运动过度对人体健康不利，最典型的例子是体育运动员。高强度的运动训练保证运动员有良好的竞技水平，但要保证运动员运动生涯的长度，则要做好预防工作。

以运动员的运动寿命来说，与国际水平相比，早年间我国的运动员运动生涯时长偏短，很多处于上升期的运动员因为运动损伤导致体育生涯中断。

如果有规范化、高质量的训练保障，可以延长运动员的运动生涯。目前，我国在这方面做得越来越好。

慢性损伤虽然会发生在全身多个部位，例如颈肩痛、腰腿痛和足踝痛等，但是因为发生机理类似，所以可以抓住共性，区分治疗。

这些运动系统损伤的临床表现有以下几个共性：一是躯干或者肢体某一部位长期疼痛，但无明显外伤史；二是特定部位有一个压痛点或者包块，常伴有某种特殊体征；三是局部有红肿和热痛等急性炎症，但并不明显；四是近期疼痛部位有相关的过度活动；五是有可能产生慢性损伤的职业历史。

可以看到，上文提到的"网球肘、跑步膝和鼠标手"等都在其中。

这类疾病如果因为工作的关系不能完全避免，需要注意进行防护。一旦症状发生，要知道在急性期应如何治疗，在慢性期应如何维护。

对慢性损伤，我们应做到预防为先。一是运动员、戏曲和杂技演员要进行科学训练；二是流水线的工作人员要定时做工间操；三是长期在电脑前呈固定姿势者，要定时改变姿势，起立走动，改善血液循环，减少局部累积损伤；四是慢性损伤症状首次发生后，在积极治疗的同时，要重视损伤部位的短期制动，巩固疗效，减少复发的可能。

日常运动较少的朋友，如果准备运动健身，要注意循序渐进，防止运动过度导致受伤。

慢性损伤的治疗方法是限制导致损伤的动作、纠正不良姿势、增强肌肉力量、维持关节的轻负重状态、定时定量地改变姿势和分散压力。

例如限制患者使用键盘的时间，减少低头看手机的次数，锻炼颈部的肌肉力量等。

如果患者疼痛比较严重，要到医院就诊。针对急性期炎症，医生一般采用非甾体类的抗炎药物。

抗炎药物并非抗生素，而是用于控制炎症的药物。

抗炎药可以导致胃肠道黏膜损害，也可导致肝肾损害，所以建议短期用药。如损伤比较小可外用，减少药物的吸收总量。为了减少患者对胃肠道的损害，在制药时会选择做成缓释剂或肠溶片等。为了保护肝肾功能，也可选择半衰期更短的药物。

一位合格的医生，在开具处方时会在大脑中做上述衡量，选择对患者最有利的方案。

一些理疗方法如热疗，可改善局部微循环，减少粘连，有助于改善患者症状。热疗本身会加速患者血液循环，促使炎症消退。泡温泉或者其他热敷、微波等方案，都有类似的作用。

如果普通理疗无效，且患者被严重影响生活质量，需要外科医生进行干预。

◎ 腰肌劳损

人体的腰部肌肉是一个大块头，前后有许多附着点，这些附着部位主要是筋膜。

此处的血管没有肌肉丰富，容易出现慢性损伤性炎症，是腰痛最为常见的原因。

因此患者如果有腰痛，不一定是腰椎间盘突出或腰椎管狭窄，可能仅仅是局部慢性劳损。

人体负重活动时，位置越低承受的重量越大，腰椎受力最大也最集中，自然容易出现问题。

躯干的稳定性主要依赖脊柱，当脊柱结构失稳时，其辅助稳定作用的腰背肌群将超负荷工作，以保证躯干稳定。

例如跷二郎腿和弯腰搬重东西，都会让人短暂失去稳定，需要其他部分的肌肉和软组织提供支撑，只是承担的力量大小和角度有所不同。

腰肌劳损经常以无明显原因的慢性疼痛作为主要症状，表现为酸胀感明显，休息后可缓解。卧床过久又会感觉不适，活动之后可减轻。活动过久疼痛再次加剧，反复发作。

这种疼痛，往往在体表有固定压痛点，常在肌肉起止点或神经肌肉结合点附近。在压痛点进行叩击，疼痛可以减轻，这也是与深部骨疾的区别之一。

同理，我们判断颈肩部的疼痛是肌肉劳损还是神经受压，靠压痛点进行区分也是方式之一。

颈、腰椎肌肉劳损疾病的防治方式如下：

1. 适当休息，定时改变姿势。

2. 避免弯腰持物，减轻症状、防止再发。必要时可在工作中使用腰围，休息时解除，以免因长期使用激发失用性的肌肉萎缩，进一步加重脊柱的不稳定性。

3. 训练腰部肌肉力量，增加补偿调节能力。

4. 对疼痛部位进行理疗，手法或力度适当的推拿按摩也有一定的治疗效果。

5. 如果压痛点明确且长期影响生活，可请专科医生进行肾上腺素皮质类固醇注射治疗。

6. 如果疼痛明显且影响工作和休息，可服用非甾体药物，或就诊于骨科医生。

在不严重的阶段，症状可自行缓解。所以有人号称一贴膏药就治好了严重的腰椎病和腰椎管狭窄，这不合常理，也夸大了疗效。

◎ 腘窝囊肿

腱鞘囊肿是关节附近的囊性肿块因各种慢性损伤致

使滑膜腔内的滑液增多形成疝出。

临床上将手足小关节处的滑液囊疝和发生在肌腱的腱鞘囊肿统称为腱鞘囊肿。涉及大关节的会另外命名，如膝关节后方的囊性疝出叫作腘窝囊肿。尽管名字不一样，但发病原理是一致的。

一般小型囊肿可用针头挑破，抽出内部的胶冻样物质。有时也可用手挤破，破裂后部分患者可治愈，部分会复发。如果囊肿较大，则需要进行手术切除。

在腘窝后方的包块，常规需要超声检查，明确病因。

一位经常做重体力活动的中年男性，发现小腿膝关节后面有肿物，当地医院初步判断为腘窝囊肿，但手术切开包块后，发现是血管内血栓形成。

患者体态较胖，静脉曲张表面看起来不明显。膝关节后方出现肿物，医生想当然地认为是囊肿形成，采取S型切口，留下了一个很大的疤痕。（S型切口是在刀口跨越关节时，常选择的类型，目的是为了疤痕愈合后，对关节活动影响更小。）

随着技术和设备的进步，这类案例已经很少。

医疗设备的革新提高了医生的技术水平。随着科技的进步，医生的诊病能力在不断提高。

◎ 髌骨软骨软化症

髌骨是人体最大的籽骨，上方和大腿的股四头肌腱相连，下方有髌韧带固定于小腿上的胫骨结节。其关节面与股骨内外踝形成髌骨关节，在屈伸时呈现 S 形的活动曲线。

髌骨软骨的营养主要来自关节滑液，各种原因导致的滑液成分异常可使髌骨软骨营养不良，轻微受伤就会产生退行性病变。

膝关节长期用力快速屈伸，会增加髌骨关节的磨损。这种磨损在青年运动员中比较多见，例如自行车运动员、滑冰运动员的训练，是本病的常见病因。初期症状是髌骨下疼痛，训练开始时疼痛明显，后逐渐缓解，长久训练后又加重，休息后疼痛逐渐消失。

随着患病时间的延长，疼痛时间会多于缓解时间，最终患者无法下蹲、上下阶梯困难或突然间无力摔倒，这在中老年人比较多见。

医生做常规检查时发现，患者直立时挤压或推动髌骨有摩擦感，可伴有疼痛。严重者局部出现关节积液，浮髌试验呈阳性。患者常因运动减少，出现股四头肌萎缩。

早期软组织损伤，X 光片无法发现异常。普通的 X 光片检查主要针对骨骼，不涉及软组织。X 光片对严重的慢性损伤，尤其是骨骼或内部积液损伤，才可间接发现，做出诊断。

仅出现软组织损伤而没有涉及骨骼时，核磁检查可以针对骨骼和软组织做全面检查。这也是医生推荐做核磁共振检查的原因。

针对这种疾病，主要以非手术治疗为主，治疗时要注意：

1. 膝关节制动要持续 1～2 周，同时进行股四头肌的训练，增加膝关节稳定性。

2. 如果肿胀疼痛突然加剧，在 24 小时内进行冷敷，然后改用理疗和热敷。

3. 可用抗炎药或在关节内注射玻璃酸钠，增加关节液的黏稠性，起到润滑关节的作用。

4. 虽然注射泼尼松龙可以缓解症状，但是不利于软骨的修复，医生在使用时要慎重。

◎ 腰椎间盘突出

腰肌劳损主要是肌肉和韧带受损导致腰部疼痛。另一种常见的腰腿痛由神经卡压导致，涉及腰、骶、髂和臀等多处部位，病程长、鉴别诊断复杂，治疗比较困难。

腰椎间盘突出是腰腿疼痛中最常见的一种疾病。

腰椎骨是分段的骨头，每段之间由弹性良好的椎间盘相连，共同构成了脊椎。患者发生椎间盘变性，纤维环被破坏导致突出，压迫到邻近的神经根和马尾神经，表现出一系列的综合征，这是腰腿痛最常见的原因之一。

因为人体的站立位因素，导致腰 4 节 ~ 5 节、腰 5 节 ~ 骶 1 节间隙发病率最高，达到 90% ~ 96%。因此在进行腰椎检查时，常常在这个位置发现问题。

腰椎键盘突出在检查报告单上，有两种表述，分别为膨出和突出。膨出代表突出的程度轻一些，突出则更为严重。椎间盘的退行性病变是发病的首要因素。

某些特殊职业或工种，尤其是重体力活动，会成为此病的诱因，例如搬运超出人体常规承受能力的重物。暴力性的坠落可以引起椎骨骨折甚至压碎椎间盘，一些老年人跌倒后容易出现这种情况。一些年轻女性在 20 岁之前就出现了这种症状，往往合并有遗传性因素。

女性在妊娠前后易高发腰椎间盘突出，因为在妊娠期，盆腔及腰部有较明显的组织充血现象，结构相对松弛，为未来生产时骨盆的打开做准备。同时，因为体重增加，所以使患者腰骶部承受了较大的重力，增加了椎间盘损害的机会。

腰椎间盘突出症往往青睐于需要弯腰劳动和长期坐位的工作者，首次发病常常是在半弯腰取东西，或突然做扭腰动作时出现。

了解了它的发病过程和原因，我们在生活中就要尽量避免做这类动作。

腰椎间盘突出的主要表现为：腰痛、坐骨神经痛和马尾神经受压导致的各种症状。

多数腰椎间盘突出患者，最先出现的症状就是腰痛，因为纤维环或韧带突出使神经受到刺激导致的。

神经有其分布区域，不同部位的神经受压，导致疼痛部位不同。

大腿上主要有两束神经，分别为股神经和坐骨神经，都由脊椎骨内的脊髓发出的神经纤维束汇合而成。股神经位置略高，坐骨神经位置较低。

因此高位的腰椎间盘突出会引起股神经疼痛，但发病率较少。绝大多数患者是腰 4 节 ~ 5 节，腰 5 节 ~ 骶 1 节间隙突出，所以坐骨神经痛最为多见，发病率可以达到 97% 左右。

根据神经根分布，典型的坐骨神经痛症状表现为从下腰向臀部、大腿后方、小腿外侧及足部的放射性疼痛。一部分患者在打喷嚏或咳嗽时腹压增加，导致疼痛加剧。疼痛在身体的单侧或双侧都可以发生。

患者早期会出现痛觉过敏，病情严重时会出现感觉迟钝或者麻木等症状。

马尾神经是脊髓下方发出的一些细小神经束分支，这些细小分支可以支配盆腔，一旦发生神经受损，有可能出现大小便障碍。

治疗这类疾病的核心在于，要分辨出受压神经的部位和受压程度。患者一旦出现类似的可疑症状，要第一时间找骨科专科医生进行诊断，做详细检查，评估神经受损的具体位置和受损程度。

◎ 梨状肌综合征

腰椎周围神经在其分布走行的道路上，经过某些骨性隧道或跨越肌肉筋膜时，空间会受到明显限制。当这些隧道因为各种原因出现狭窄、增生、肥厚或粘连等情况，都可以使通过该处的神经受到挤压。

长期挤压会导致神经传导功能障碍，严重者可能形成永久性的神经功能障碍，这种现象并不少见，临床上将之称为神经卡压综合征。

受压神经的部位不同、组成纤维的成分不同，功能障碍表现也有差异。有的患者为单纯运动障碍，有的患者同时伴有感觉运动障碍。

前文提及的腰椎间盘突出，是骨骼和椎间盘周围的组织增生或破坏导致的神经卡压。

还有一些其他因素导致的神经卡压症状，例如梨状肌综合征。

梨状肌综合征是坐骨神经在臀部受到肌肉卡压表现出的一种综合征，在下肢神经慢性损伤中比较多见。它容易与腰椎间盘突出症所导致的坐骨神经痛相混淆，要注意区分。

梨状肌综合征主要表现为坐骨神经痛，疼痛从臀部经大腿后方，向小腿和足部放射。

此病症状较剧烈且影响行走，所以患者一般就诊时间较早，检查时发现患者有疼痛性跛行和轻度小腿肌肉萎缩，小腿以下的皮肤感觉出现异常。

腰椎间盘突出症和梨状肌综合征，都是坐骨神经受到压迫导致的，都可以引发臀部疼痛和腿部感觉异常。二者受压部位不同，一种是在高位受到压迫，一种是在低位受到压迫。

◎ 足底筋膜炎

筋膜炎是导致足部不适的常见原因，主要表现为负重时足跟和足底部的疼痛。

它的特点是：患者晨起下床或静止一段时间后，足跟着地站立，感觉足跟疼痛。患者初迈步时疼痛加剧，行走数步后有所缓解，增加步行距离或站立时间，疼痛加重，反复发作。赤足步行上楼或爬山负重，症状加重。

病因在于足弓先天异常、肥胖、过度运动、双下肢不等长、足踝部筋膜弹性不足和腓肠肌挛缩等。

长期跑步者如果训练方法不当、训练量过大、在过硬的步道上跑步或穿着不合适的鞋子等，都会引发此病。

正常人的足底从侧面看呈弓形，足底筋膜充当弓弦，被称为足弓。它在行走、跳跃时发挥着良好的缓冲作用。

人体过度运动或长时间站立后，由于脚趾背屈及足弓的拉伸作用，导致足底筋膜张力增高，长时间张力负荷导致足底筋膜的急性或慢性损伤，引发疼痛。肥胖的患者，足底筋膜的负重压力更大，承受力量更多，更容易出现损伤。

足底筋膜炎的诊断不难，有临床经验的医生通过查体和询问病史，基本就可以进行诊断。

当然，脚底疼不一定就是筋膜炎，还有很多导致脚部疼痛的原因。

脚底疼痛能与脚部发育问题有关，例如扁平足和高足弓；还可能与后天增生有关，例如骨赘、骨质增生和脚鸡眼等问题。

走路过多和长时间站立，也会导致脚底疼痛。但这类疼痛一般是暂时性的，休息之后可以自己恢复。

患者朋友如果出现脚底疼痛，且通过休息无法缓解，就应去医院就诊，由医生判断属于哪类疾病，提供具体的治疗方案。

足底筋膜炎的治疗，除常规理疗外，主要以药物治疗为主。通过药物治疗，超过九成的患者都可以取得良好的治疗效果。

目前的治疗方案，目标主要是缓解疼痛、改善功能及缩短疾病周期，没有完全根治足底筋膜炎的方法。

人体一旦形成慢性损伤，我们能做到的是减少症状的再次发作，而无法完全治愈。

一些患者朋友在门诊问诊时会问医生，足底筋膜炎可以使用封闭治疗吗？

封闭治疗是由局部麻醉演变而来的一种镇痛方法，是将局麻药物（如利多卡因）和激素类药物（如地塞米松）的混合液，注射于疼痛部位，起到即刻止痛的作用。

临床上采用局部注射小剂量皮质类固醇激素，可迅速抑制无菌性炎症，快速缓解症状。

医生们都肯定皮质类固醇激素的疗效，但在应用的时机和注射频次方面存有争议。一般推荐在急性疼痛期即疼痛难以忍受，或止痛药物效果不明显时应用，但是不应使用过多。

考虑到多次注射皮质类固醇激素有脂肪垫萎缩和足底筋膜破裂的风险，一年内注射次数最好不超过三次。

针对足底筋膜炎的手术治疗，仅适用于保守治疗失败的顽固性足底筋膜炎患者。例如保守治疗超过六个月，仍不见好转的患者，或尝试过各种保守疗法，但效果不佳的患者。

手术治疗是治疗方案的最后一步，需要慎用。对慢性损伤，要以预防为主。

有慢性损伤困扰的朋友，日常最好穿着弹性适合、符合足弓的运动鞋，不宜穿平底鞋；要适当运动，不要长时间连续性跑步或行走，以免症状加重；尽量在草地或塑胶跑道上跑步和运动；体重超标者要注意减肥；热水泡脚可以促进血液循环，缓解疼痛。

需要康复训练的患者，可咨询专科康复医生进行足底筋膜拉伸训练。因为足底筋膜长时间休息后会处于收缩状态，拉伸训练可以维持足底筋膜的长度和弹性。

◎ 痛风性足病

患者因为足部疼痛到医院就诊时，医生经常会做一项检查，就是测定尿酸的水平。这项检查不是通过尿液进行监测，而是通过抽血化验进行的。

痛风会引起足部疼痛，以足部大拇指关节区域为主。医生需要借助这一检查做初步筛查，辅助判断患者病情。

痛风与高尿酸血症有莫大关系。

尿酸是人身体内嘌呤代谢的产物，由细胞代谢分解的核酸、其他嘌呤类化合物及食物中的嘌呤分解而来。

如果尿酸生成多、排泄少，可使尿酸蓄积在人体内，产生高尿酸血症。

若患者没有表现出症状，只是血液中尿酸值高于正常值，称为高尿酸血症。若血液中尿酸浓度过高，血液无法溶解，这些物质就会形成结晶体，沉积于关节、关节周围组织和皮下组织中，引起关节炎的反复发作，引发关节的急性红肿和疼痛，持续破坏骨头和关节。

这一类疾病在临床上分成三个阶段：急性关节炎期、

间歇期和慢性关节炎期。

急性关节炎期容易在夜间突然发病，受侵犯的关节发生剧痛，首发关节常涉及第一跖趾关节，其次为踝关节和膝关节。发病时，患者会出现红肿热痛的典型炎症表现，还可能出现全身无力、发热和头痛等症状，一般持续 1～2 周。

饮食、温度变化、外伤、饮酒、暴食、过劳、着凉、手术刺激和精神紧张等，都可以成为诱发急性关节炎的原因。

急性关节炎病情好转后进入间歇期。如果不注意保护，可能因为诱因再次发作。

随着病情的反复发作与好转，患者间歇期变短，病变关节增多，逐渐转变为慢性关节炎。

慢性关节炎往往是急性关节炎反复发作后的结果，此时患者会出现关节僵硬和运动受限等症状，患者可发生痛风石、肾脏并发症及输尿管结石。

因高尿酸血症的长期影响，会加快患者高血压和动脉硬化的进展速度，进而增加心肌梗死、脑梗死等疾病的发生概率，少数病人最终会因肾功能衰竭或心血管意外而死亡，所以高尿酸血症也是心脑血管疾病的复合因素之一。

高尿酸血症目前呈现高流行和年轻化的趋势，男性发病率高于女性。沿海地区因为高嘌呤饮食较多，发病率高于内陆地区。

　　高尿酸血症的高危人群有：高龄、男性、肥胖、家族有痛风史和日常运动较少的人群。

　　痛风和高尿酸血症并不完全一致。

　　痛风特指急性性关节炎和慢性痛风石疾病，可并发肾脏疾病，严重者会出现关节破坏或肾功能受损等症状。随着血尿酸水平的增高，发病率会逐步升高。

　　但大多数高尿酸血症不会发展为痛风，只有当尿酸盐结晶在机体组织中沉积下来，对人体造成损害后，才会真正出现痛风的症状。临床常见少部分急性期患者，血尿酸的水平在正常范围内。

　　所以高尿酸血症不等同于痛风，依据血尿酸水平不能完全确定或者排除痛风的诊断。

　　虽然在医学中会出现一些特殊情况，但可以确定的是血尿酸水平越高，痛风的复发率越高。

　　临床数据显示，尿酸在 $360\mu mol/L$ 以上，与痛风的发作有显著相关性；尿酸在 $300\mu mol/L$ 以下，则有利于痛风石的溶解。

　　也就是说，高尿酸血症的治疗和干预目标是：严格将尿酸控制在 $360\mu mol/L$ 以下，最好达到 $300\mu mol/L$ 以下，并长期维持。

　　在诊断标准中，男性和女性有一定差别。一般来说，男性尿酸大于 $420\mu mol/L$，女性尿酸大于 $360\mu mol/L$，就可以诊断为痛风。

　　尿酸的升高和饮食方式有密切关系。经常食用含嘌呤较高的海产品、动物内脏和肉类食品，或大量饮用啤酒等，是导致尿酸升高的常见饮食方式。

所以高尿酸血症的饮食建议为：第一，避免酒精滥用，严格禁酒，包括啤酒和白酒；第二，限制富含嘌呤的牛肉、羊肉、猪肉和海鲜等食物的食用量；第三，鼓励多进食蔬菜和水果；第四，虽然食用蘑菇类食物会增加嘌呤含量，但适量食用没有直接危害。

我们在日常生活中，应用科学的方式对待饮食：

1. 除了直接危害身体的食物，例如可诱发过敏或疾病的食物，没有什么是绝对不能吃的。

2. 不要期待神奇食物能够治疗疾病、软化血管或抵抗癌症，这种期待不符合实际情况。

3. 对一些慢性病，应认真对待，积极控制病情，需要服药就按时按量服药，需要调整生活方式就科学调整生活方式，没有必要因为各种偏方和所谓的神奇效果，在饮食上浪费时间和精力。

高尿酸血症的治疗，日常除了饮食控制外，患者还需要多饮水，增加尿酸排泄。保证每日饮水量在2,000ml以上，对尿酸代谢有很大帮助，还可以预防肾结石的发生。在此基础上，做到坚持运动和控制体重，自然可以拥有健康的体魄。

和糖尿病一样，高尿酸血症也是一种终身性疾病，如果没有造成肾功能损害和关节畸形，经过有效治疗后，可以维持正常的工作和生活。

◎ 腿抽筋要注意

有一种针扎般的疼痛叫作抽筋，几乎每个人都经历过。有的朋友经常在晚上睡觉时出现小腿抽筋，有的会在运动之后出现。

抽筋其实就是肌肉痉挛，指人体在不自主的条件下，神经肌肉异常兴奋，引起了肌肉的过度收缩，和眼皮跳相似。

肌肉明显紧缩产生疼痛，一般持续数秒或数十秒后会逐渐缓解，也可能在之后还有痛感。

· 抽筋有以下几种类型：

1. 缺钙性抽筋

从生理学角度来解释，发生抽筋的原因是：在调节肌肉收缩的过程中，钙是一种非常重要的离子。血液中钙离子浓度过低，会增加肌肉的神经兴奋，促使肌肉收缩，从而导致抽筋。

运动员在足球场上会遇到类似的场景：大量运动后，出汗导致水分和电解质的丢失，导致身体负荷加大，出现肌肉罢工或频发收缩舒张的情况，身体难以协调，发生抽筋。

2. 低温导致抽筋

低温刺激肌肉，使其兴奋性突然增高，引发强直收缩导致抽筋。例如我们在夜间没有注意腿部保暖，引发抽筋。

一些朋友在水中游泳时，由于低温引发抽筋，是非常危险的。

3. 夜间抽筋

夜间抽筋，在睡觉或静坐时都可能发生。

最常见的是老人和儿童，在小腿或脚趾部位发生抽筋。主要原因是外力、疲劳、睡眠不足、休息不足或休息过多等，导致血液循环速度减慢，肌肉内代谢产物堆积过多，刺激肌肉，引发肌肉痉挛。

4. 缺血性抽筋

缺血也可以导致腿部肌肉疼痛，但不一定是肌肉收缩引起的。因为对疾病缺乏了解，很多人将它误认为是抽筋。

这种所谓的抽筋，是身体发出的一种危险信号，往往意味着血管狭窄已经发展到一定程度。如果不及时就医，危害非常大，可能会导致截肢。例如前文介绍的血管性间歇性跛行。

· 遇到抽筋该如何应对

既然抽筋是肌肉的过度收缩，那么我们反其道而行，朝肌肉收缩的反方向扳脚趾，坚持一两分钟，抻开肌肉，就可以有效缓解疼痛。

小腿抽筋可以采取坐位或靠墙，双手扳住脚尖，脚趾往上翘，接着尽量伸直膝关节，通过热敷或轻柔按摩放松紧张的肌肉。这种缓解方式，在足球场上可以经常见到。

如果在游泳时发生了抽筋，要先深吸一口气并憋气，采用仰泳姿势保证自身安全。想办法抻开痉挛的肌肉，腿后部得到伸展缓解后上岸休息。如果情况比较危险，就要立即向他人求助。

一般抽筋引起的后果比较轻微，及时处理就能得到缓解。但如果频繁发作，应及时就医。

老年人的缺血性疼痛，不要因为误认为是抽筋而耽误了病情。

◎ 不宁腿综合征

1672 年，英国的一位医生首次对不宁腿综合征进行了描述：患者在夜间睡眠时，下肢出现极度不适感，迫使患者不停移动下肢或下地行走，导致患者严重睡眠障碍。

不宁腿综合征，顾名思义，容易发生于腿部。其症状主要表现为患者在休息时出现腿部不适，挪动双腿时减轻，夜晚症状最严重。一些患者睡着时，双腿会不由自主地晃动。

这种最常发生于下肢的、自发的、难以忍受的异常感觉，以小腿部腓肠肌最为常见。大腿或上肢偶尔也会出现这一症状，通常为双侧同时出现。

患者常感觉下肢深部有撕裂感、蠕动感、刺痛感、烧灼感、疼痛感或瘙痒感，有一种急迫的要运动的感觉，导致下肢过度活动。夜间卧床时症状强烈，在后半夜症状达到高峰，患者被迫踢腿、活动关节或按摩腿部。

症状严重者要起床不停走路，方可得到缓解。患者往往将这种感觉形容为："没有一个舒适的地方可以放好双腿。"

从国外流行病学数据来看，它的患病率在总人口数量的 1% ~ 10%，我国的患病率尚不明确。

目前，医学上认为不宁腿综合征属于一种中枢神经系统疾病，具体病因尚未明确。

针对伴有家族史的患者，目前有研究者尝试从基因学角度阐释这一疾病。没有明显家族史的患者，医学工作者在争取确认与之相关的因素，如缺铁性贫血、孕产妇、肾衰竭、风湿性疾病、糖尿病、帕金森病、遗传性运动感觉神经性疾病、脊髓小脑共济失调和多发性硬化等多种疾病。

目前诱发这种疾病的原因还处于学说阶段。

患者因为不宁腿综合征导致睡眠障碍，白天常常会觉得很疲倦，生活质量和工作、学习效率下降，出现过度睡意、记忆力下降和精神不集中的情况，睡眠紊乱程度加重，反过来导致肢体不适的症状进一步恶化。

患有这种疾病的患者，虽没有生命危险，但可能导致人际关系恶化，甚至诱发婚姻危机。患者可能出现明显的焦虑或抑郁，部分患者的社会职业功能会受到影响。

这种疾病，医生往往通过患者的叙述并结合常见易发群体进行判断。

2014年，国际不宁腿综合征研究组（IRLSSG）发布的RLS诊断标准是目前的最新版本，具体诊断标准如下。

1. 患者有活动双下肢的强烈愿望，常伴随双下肢不适感。

2. 休息或不活动时症状加重，例如坐位或卧位。

3. 活动（如走动或伸展腿部）过程中，活动的欲望和不适感可得到部分或完全缓解。

4. 活动欲望和不适感，在傍晚或夜间加重，或仅出现在傍晚或夜间。

5. 以上临床表现，不能纯粹由另一个疾病或现象来解释，如肌痛、静脉淤滞、下肢水肿、关节炎、下肢痉挛、体位不适和习惯性抖足等。

如果患者满足以上5个条件，就可做出不宁腿综合征的诊断。

这一疾病可能会终身伴随患者，但由于会间断好转，进行药物治疗和合理的生活习惯调整，可以改善患者的生活质量。如果非专科医生识别这种疾病并给予患者合理建议，可以帮助患者少走很多弯路。

医学界目前还没有特别好的治愈方法。

若症状比较轻微，对日常生活没有大的影响，可以通过调整生活方式达到缓解症状的目的：一是白天做能够保持头脑清醒的事情；二是适度运动，按摩双腿；三是进行热疗或泡热水澡；四是避免摄入咖啡因、尼古丁和酒精，减少刺激。

如果患者因为此病非常苦恼，无法正常睡眠，就要及时就医，寻求神经内科专科医生的帮助。

医生在选择药物时要因人而异，选择对患者最合适的方案。

想要与同读本书的读者交流分享？
微信扫描本书末页二维码，根据指引，加入本书读者交流群。

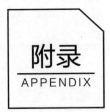

杂记

社会上很多人对医生这个职业有很多疑问。

作为一名从事医疗行业多年的血管外科医生，我有一些自己的感悟。

医者仁心，我认为这个职业值得让人付出一生。

我在今日头条中遇到的非医疗问题，在这里做统一作答。

医生会让自己的子女学医吗？

这个问题问到了我的心坎里。

我是一位医生奶爸，有一个渐渐长大的女儿，也曾想过她的未来是不是也做医生？

客观地说，每个行业都有每个行业的烦心事，正所谓干一行倦一行。干一行爱一行的人少，干一行恨一行的人也少。选择一种职业，更常见的是对其爱恨交加。

医生抢救完病人后，近乎完美地帮助对方解决了问题，会从内心中涌出自豪感，可以回味很长时间。有心的患者朋友甚至会铭记一生,这种感觉不是每个行业都能获得的。

我犹记得一位小朋友的感谢,也记得一位满身文身的社会大哥说:"就服你!"一位陪伴了将近一年的老人,即将离世前对我表达感谢,每忆及此,心里总会酸酸的。

曾经,我在紧急抢救一位老者时,被其儿子质问:"医生就知道做手术吗?"并对手术时机和方案提出质疑。但是当他看到从他父亲血管内取出了长长的血栓后,前来向我道歉,我心中小小的委屈又变成了一种难以言表的自豪感。

正所谓酸甜苦辣咸,医生就是一个能体验人生百味的职业。

然而,我十分喜爱这个职业,越来越强烈地认为自己天生就适合当医生。

我以前认为好医生就是技术好,能够帮人把病治好。所以我兢兢业业,用了十几年的时间,在三甲医院的血管外科不断钻研,偶尔也会想象自己是否可以到医院外边去看一看(当然在那个时候还不了解什么是自由执业)。

2012年,于莺、龚晓明和张强等一批医生自由执业先锋先后走出体制,开始探索医院之外的天地,我一直在关注着这方面的消息。一扇门打开后,好奇心自然会驱使自己行动。

我在2015年加入张强医生集团,正式成为一名自由执业的血管外科医生，帮助他在医疗上有更好的认知。

在医院，医生每天有大量工作，分配给患者的时间非常少。我能做到的是由一天两次查房增加为四次，向患者多叮咛几句。

在自由执业过程中发现，有些患者的疾病本身并不严重，但是对疾病的担心严重降低了他的生活质量。例如一些患者担心静脉血栓是否会脱落导致肺栓塞？静脉曲张是否会导致截肢？

也有大量患者，采用了很多不切实际的方式来对待疾病，对身体造成了一定损害。例如用放血疗法治疗静脉曲张，导致血栓或贫血。

同时，医疗系统也存在着一些需要改进的地方。

医生和护士经常加班情况严重。在三甲医院做过外科医生的人，大部分都经历过十个小时以上的手术，也体验过经历了二十四个小时抢救，病人最终还是离世的挫败感。

巨大的工作量，对医护人员的身心都是一种损害。在疲劳状态下的人，工作精确性会下降，无法做到给患者提供更优质的服务。

所以医生说："工作量太大了，我们太累了，但愿这个夜班不来病人。"

患者说："排队这么难，几分钟就被医生打发了，看病不堪重负。"

因为医学工作的特殊性，大部分兢兢业业的医生，在前期需要投入长期的工作和学习，工作后却不能拿到与之相匹配的薪酬，纷纷发誓下辈子不再学医。

所以网上会有这样的感慨："劝人学医，天打雷劈。"医生会撕心裂肺地喊："孩子学医，打断他的腿。"

发出这样的感慨，只是想让整个社会关注到医生这个群体的现状。希望得到政府、社会和患者的理解，知道医生的辛酸与不易，改善他们的生活和工作状态，让他们能更好地服务自己的患者。

有句老话：助人者，天助之。意思是先去帮助他人，他人才会来帮助你。

医生的技术是不可或缺的，但是我如今体会更多的是医生的人文关怀，认为它与技术同样重要。

人文这个词不太好理解，可以将其分解为沟通力、亲和力和逻辑分析能力，类似于知识传播者所要具备的能力。

除了做好手术，医生还需要把疾病讲得清楚、明白和透彻，让患者知道为什么选择保守治疗，为什么选择手术治疗，对待某种疾病时医生为什么不是万能的。

医生面临的是不同理解能力的患者，要采用一些方法有针对性地帮助患者理解疾病。医生必须认识到，自己只是多读了一些书，对健康知识有更多的理解。医生存在的价值，就是利用这些知识，以自己的理解帮助患者。这是医生这一职业的特点。

没有必要谴责患者的理解能力太差，也没有必要看到患者选择不合理的诊疗方法，就认为患者愚昧无知。

本质上说，一个人在指责对方愚昧无知时，就带有了一定的歧视心理。但是这种"愚昧无知"往往是因为缺少健康知识，同时谣言大行其道，也影响了患者的判断。疾病的科普是在与谣言的斗争中进行的。

周有光先生说："不能不听医生的，也不能全听医生的。"

医学不是万能的。医学中有很多模糊地带，即使是医生也不能完全保证自己一定正确，所以医生一定要终身学习。不仅要读文献，更要学习哲学和心理学，有良好的价值观、健康观和生命观，才能成为一个比较合格的医生。

从医越久越明白一个道理：偶尔去治愈，常常去帮助，总是去安慰。明白了这个道理，医生就懂得了如何尊重人性，尊重生命。

抛开社会大环境不提，从医者在很早就已经认清了生死，对一个人的成熟和修炼有莫大的帮助。

所以医生是一个很好的职业，这个选择未必是神圣的，但一定是善良的。

因此，我很乐意让孩子学医，因为医学能让一个人更好地看到生命的本质。

至于未来孩子是否会选择医学，决定权在她自己。父母只能给孩子做引导，无法做决定。

本书配有智能阅读助手，帮您实现

"时间花得少，阅读效果好"

▶ 建 议 配 合 二 维 码 一 起 使 用 本 书 ◀

本书特配智能阅读助手，可以为您提供本书配套的读者权益，帮助您提高阅读效率，提升阅读体验。

针对本书，您可能会获得以下读者权益：

★ 线上交流群　　入群与同读本书的读者交流阅读体验和实践收获。
★ 本书电子书　　腿病防治知识随身携带，打开手机就能读。
★ 专 家 问 答　　在线向本书作者提问，马上获得专业权威解答。
★ 养生知识音频　每天听优质精品内容，随时获取养生保健知识。

另外，还为您精心配置了一些辅助您更好阅读本书的读书工具与服务，比如，阅读打卡、读书卡片等。

微信扫码，添加智能阅读助手

阅读助手，助您高效阅读本书，让读书事半功倍！